CONTRIBUTION A L'ÉTUDE

DU TÉTANOS

ETIOLOGIE, TEMPÉRATURE

TRAITEMENT PAR LE CHLORAL

PAR

Adolphe CHOPARD

Docteur en médecine de la Faculté de Paris.
Aide-major stagiaire au Val-de-Grâce.

PARIS

V. ADRIEN DELAHAYE ET C°, LIBRAIRES-ÉDITEURS

Place de l'École-de-Médecine.

1876

CONTRIBUTION A L'ÉTUDE

DU TÉTANOS

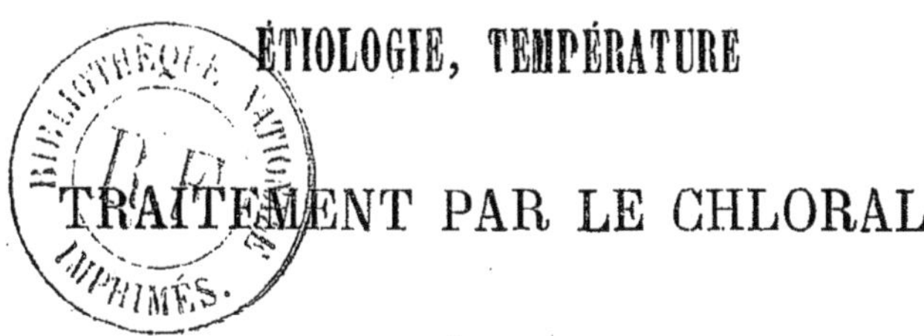

ÉTIOLOGIE, TEMPÉRATURE

TRAITEMENT PAR LE CHLORAL

PAR

Adolphe CHOPARD
Docteur en médecine de la Faculté de Paris,
Aide-major stagiaire au Val-de-Grâce.

PARIS
V. ADRIEN DELAHAYE ET Cº, LIBRAIRES-ÉDITEURS
Place de l'École-de-Médecine.

1876

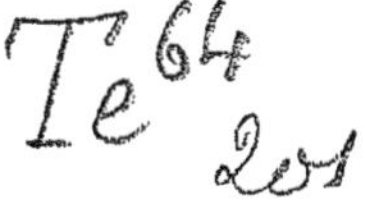

A M. LE BARON H. LARREY

A MON PRÉSIDENT DE THÈSE

M. LE PROFESSEUR VERNEUIL

A M. LE PROFESSEUR GAUJOT

CONTRIBUTION

A L'ÉTUDE DU TÉTANOS

ÉTIOLOGIE. TEMPÉRATURE

TRAITEMENT PAR LE CHLORAL

Nous n'avons point ici l'intention de prouver que le froid peut occasionner le tétanos. C'est là un fait connu, les nombreux exemples de ce que l'on a l'habitude d'appeler tétanos *a frigore*, tétanos spontané, sont là pour le démontrer. Nous voudrions seulement attirer l'attention sur ce point : le tétanos très-souvent, nous n'osons dire presque toujours, provient d'un refroidissement du blessé, que ce soit un soldat amputé, une femme qui vient d'accoucher, un enfant dont l'ombilic se cicatrise. Expliquer pourquoi? La physiologie de l'action réflexe ne nous en donne pas encore une explication bien nette ; nous sommes réduits à constater le fait. Il n'avait point échappé à l'observation si précise du père de la médecine ; plusieurs de ses aphorismes en font foi (livre V et passim). Après lui nous ne trouvons rien de bien net sur l'influence du froid dans le tétanos. Il nous faut arriver au milieu du siècle dernier pour trouver des observations vraiment scientifiques.

Schmucher, pendant la guerre de sept ans, avait remarqué que le tétanos était bien plus fréquent lorsque l'armée de Prusse se trouvait sur les hauteurs, dans les pays montagneux de la Bohême et de la Moravie, que lorsque cette armée était stationnée dans la plaine.

Mursinna, chirurgien en chef, remarquait un peu plus tard que le tétanos, dit traumatique, se déclarait bien plus fréquemment au commencement des campagnes, lorsque le soldat sortait des cantonnements d'hiver, que lorsqu'il était accoutumé aux travaux de la guerre qui diminuaient son impressionnabilité nerveuse.

Muller, prenant la chaleur, une des conditions, pour la cause absolue nous cite Pinel et Sprengel pour expliquer ce fait. La chaleur, dit-il, augmente l'irritabilité musculaire et la sensibilité du corps ; elle le rend plus susceptible d'être affecté au moindre stimulant.

Malgré l'influence des idées humorales qui se manifeste à chaque ligne dans Dazille, attribuant le tétanos « à la répercussion de l'âcreté de l'humeur perspiratoire sur la fibre motrice, » nous voyons avec plaisir cet auteur réclamer énergiquement dès 1788 la prépondérance pour le froid, contre les auteurs du projet d'instruction pour la Société royale de médecine.

Le tétanos, dit-il, « ne reconnaît le plus souvent d'autre cause que l'air frais et humide à l'action duquel les blessés se livrent avec d'autant plus de plaisir dans tous ces établissements, que pendant la majeure partie de l'année les chaleurs y sont excessives et l'atmosphère brûlante. » En 1759, après le bombardement de Québec, il survint des pluies froides ; la fraîcheur de la nuit et celle des matinées fit périr 8 amputés du tétanos. Ils étaient tous couchés dans les salles basses de l'hôpital, situé lui-même dans un basfonds.

Thion de la Chaume considère ainsi que Dazille une pluie froide succédant à une journée brûlante comme cause d'une sorte d'endémicité par suite du changement de température. Telle est aussi l'opinion de Lionel Chalmers.

Nous n'avons encore parlé que de la température en général. Si maintenant nous cherchons à nous rendre compte des différences d'impressionnabilité que l'on a admises en voyant d'une part la statistique des cas de tétanos chez les blancs, et d'une autre part, celle qui a été dressée pour les nègres habitant les mêmes régions, nous n'avons qu'à consulter Dazille.

Les enfants blancs dans les premiers jours de leur naissance sont moins sujets que les enfants nègres au tétanos ou mal des mâchoires, parce que leurs vêtements, une surveillance continuelle et une habitation plus hygiénique les en garantit. D'après Bajon, le mode de pansement chez les Indiens explique la rareté du tétanos chez leurs enfants nouveau-nés.

Campet pense que le mal des mâchoires est surtout dû à l'incurie des mères qui, en négligeant d'emmailloter les nouveau-nés, laissent le cordon ombilical exposé au contact de l'air et d'autres corps environnants, d'où il résulte que cette partie, en s'enflammant et en s'ulcérant, fait naître une irritation susceptible d'occasionner le tétanos.

Les adultes moins impressionnables que les enfants en bas âge subissent la même influence et dans les mêmes proportions. Il est aisé, en effet, de sentir que les nègres étant nus ou presque nus sont infiniment plus sujets que les blancs à l'impression des changements subits de l'atmosphère. Aussi, dans tous les établissements européens situés entre les tropiques, surtout dans les colonies à sucre, voit-on fréquemment des nègres attaqués du tétanos essentiel, tandis que les blancs ne l'éprouvent que très-rarement. Il n'en est pas ainsi du tétanos accidentel, suite de blessure. A nombre égal de blancs et de nègres blessés, il y en a incomparablement plus des premiers que des derniers qui éprouvent ce cruel symptôme. Aussi recommande-t-on de ne se servir du bistouri qu'avec la plus grande circonspection et seulement dans les cas indispensables (Dazille).

La page que nous venons de reproduire juge et résume toutes les opinions, toutes les affirmations que l'on a écrites et répétées sur la prédisposition de certaires races, sur l'idiosyncrasie.

Le Dr Madier venait confirmer par ses observations la théorie que nous croyons vraie : il observait en effet sur les enfants du Vivarais, sous la dénomination de Sarrète, un vrai tétanos en tout semblable au « mal des mâchoires ». Près de un dixième des enfants en mourait. Or, dans cette région, le climat, alors du moins, y était assez chaud, mais les vents du nord-est y sont très-fréquents et très-froids.

Roger et Fournier signalent la fréquence du tétanos chez les accouchées lorsque le vent froid souffle de la mer vers la terre ; c'est en somme toujours la même idée dominante, seulement exprimée d'une façon qui varie selon les circonstances qui ont amené le froid et suivant aussi la nature de l'affection traumatique qui a développé chez l'individu la prédisposition créant l'opportunité de la névrose.

Nous trouvons une note qui peut être rangée dans la même série d'affirmations ; elle montre combien une localité bien close et à l'abri des variations thermométriques de l'atmosphère est un obstacle sérieux à l'apparition et à l'intensité des accidents tétaniques.

« Les grands blessés de l'escadre de M. Daché dans l'Inde ont tous ou presque tous péri du tétanos, tandis que, de ceux que les circonstances ou le hasard ont fait rester à bord, il en est guéri un plus grand nombre. »

Au commencement de notre siècle, l'homme que nous voyons prendre même de son vivant l'autorité et l'influence salutaires qu'eut Ambroise Paré au moyen âge, le baron Larrey, réorganisateur du service de santé militaire, apporte dans cette question l'autorité de sa vaste pratique et de sa rare sagacité chirurgicale.

Il a vu le tétanos se déclarer toujours sous l'influence du froid et surtout du froid humide, après la bataille des Pyramides, la révolte du Caire, la prise de Jaffa, le combat El Arish. Les chirurgiens qu'il avait formés jugeaient tous comme lui. Mais Demarbaix est bien plus affirmatif et regarde l'impression brusque du froid, surtout au niveau des plaies, comme une des conditions, sinon indispensables au développement du tétanos, du moins presque toujours constantes. C'est en 1813 qu'il présentait sa thèse inaugurale au retour de la guerre de Russie, et résumait ainsi ses observations sur le sujet qui nous occupe :

«Nous n'avons guère vu, dans la dernière guerre, d'affections tétaniques dans les mois de juin et de juillet, où la température a été constamment très-élevée à cause de la longueur des jours; ce n'est qu'après la prise de Smolensk que cette fameuse maladie s'est manifestée. Vers le milieu du mois d'août des nuits excessivement froides succédaient à des journées encore très-chaudes. Trois jours après le combat de Smolensk, je fus chargé par le chirurgien en chef du service des ambulances du troisième corps d'armée. On avait réuni tous les blessés près du champ de bataille, dans un local peu convenable; et c'est là où j'ai eu de fréquents exemples de tétanos; j'ai observé que les granges les moins bien closes ou couvertes étaient celles qui m'en ont offert le plus.

« Une remarque assez particulière et que l'on regardera peut-être comme trop minutieuse ou même imaginaire, c'est que les jambes étant les parties du corps les plus sujettes à se découvrir pendant le sommeil; les blessures des extrémités inférieures ont plus que celles des extrémités supérieures donné lieu au tétanos.

« Dans presque toutes les observations que j'ai faites sur cette maladie, le froid a presque toujours été mis au rang des causes qui l'ont produit. »

En 1813, Martin voyait transporter sur l'Adour 60 malades, ils y restèrent toute la nuit; le lendemain, 5 furent pris de tétanos.

Nous parlant du médecin-major Huet, dont les soins vigilants réussissent à arrêter les progrès du tétanos au début, Beving nous dit plusieurs fois que l'hôpital était situé sur le bord de la mer, et recommande de tenir les blessés à l'abri des vicissitudes atmosphériques; il cite une observation où le sujet, presque guéri d'une blessure, meurt du tétanos 36 heures après s'être exposé au froid en allant aux cabinets.

Au commencement de ce siècle Murat, médecin militaire, écrivait :

« Je n'ai jamais vu un aussi grand nombre de tétaniques qu'après la bataille d'Iéna. La quantité immense de blessés força à les déposer dans les édifices publics et particulièrement dans les églises, où, couchés sur un sol humide à peine recouvert d'un peu de paille placés au milieu d'une atmosphère à demi glacée, ils purent d'autant plus facilement contracter le tétanos. Ce fut aussi dans les églises que cette maladie sévit avec le plus de violence. Sa marche était d'une rapidité effrayante; plusieurs périrent en moins de 20, 30, 36 heures; peu arrivèrent jusqu'à 72 et au delà. L'impossibilité d'administrer les secours convenables, l'action continuelle du froid et de l'humidité, l'inquiétude, la tristesse, la morosité que devait produire une pareille position, contribuèrent sans doute à aggraver les symptômes et à accélérer une terminaison funeste. »

Ajoutons que le jour de la bataille la chaleur fut assez forte.

Nous ne croyons pas être taxé d'exagération en disant que dans une de nos dernières guerres, nous trouvons un argument de plus dans chacun des rapports cités dans la statistique de la guerre d'Italie. (Dr Chenu).

Qu'on nous pardonne d'insister sur ce point de l'étiologie du tétanos. Ce n'est pas un détail; il n'y en a point pour celui à qui l'on confie des centaines de vies à sauver ; la question est grave, surtout pour un médecin militaire, surtout à un moment où il est plus que jamais question de subordonner l'initiative hospitalière à ceux qui, malgré leur instruction, si vaste qu'elle soit, ne peuvent avoir présent à l'esprit, au moment d'un conflit, qu'un courant d'air est aussi dangereux pour un soldat blessé que le manque d'un convoi pour un combattant. L'homme, seul responsable aux yeux du monde, aux yeux de l'armée, de la santé de ses malades doit indiquer et procurer ce qui est utile à ses blessés, repousser ce qui leur est manifestement nuisible.

Est-ce exagérer son rôle que de parler ainsi ? est-ce une question d'amour-propre qui nous pousse ? La réponse, hélas ! nous la trouvons à l'étranger : Il faut être médecin pour oser dire qu'il est souvent moins dangereux de laisser les blessés sans abri que de les entasser dans une église ou dans un couvent qui au premier abord semble leur abri naturel.

Nous ne pouvons mieux développer notre pensée qu'en citant les rapports officiels.

La localité qui a fourni le plus de cas de tétanos ou de trismus est *Brescia :* 75 cas.

« Cette terrible complication s'est manifestée presque exclusivement dans les églises transformées en hôpitaux; indépendamment des mauvaises conditions d'aération des parties déclives, puisque les nerfs reçoivent le jour par des ouvertures très-haut percées, ces locaux se distinguent des autres par une très-grande infériorité de température. — Décidément, les églises, auxquelles il faut bien avoir recours pour y déposer les blessés, durant les heures de presse et d'entassement qui suivent les chocs sanglants de la guerre, ne sauraient, sans de grands dangers, être longtemps occupées. »

Telle était la pensée de MM. Bertherand et Gaujot, médecins principaux.

« La transition brusque de la chaleur du jour au froid des nuits, le voisinage d'endroits humides, la fraîcheur des corridors et des rez-de-chaussée, où l'on avait été forcé de déplacer les blessés, le séjour dans les églises converties en hôpitaux temporaires. Telles sont les causes les plus redoutables. »

Cherchant la cause de la terrible complication qui lui enlevait ses malades, M. Baizeau écrivait :

« Je noterai qu'à Novare, dans le cours du mois de juin, les orages ont été très-fréquents et ont amené des pluies abondantes, auxquelles ont succédé chaque fois de brusques variations de température.

« A Castiglione, nos blessés furent reçus dans deux grands établissements principaux, une église avec ses attenances et un vaste couvent connu sous le nom de San Luigi. C'est dans ces deux établissements que se sont présentés les 5 cas de tétanos que j'ai eu l'occasion d'observer. De ces 5 cas, 4 se manifestèrent dans la grande église du Duomo, un 5e dans une des galeries du couvent. La 6e a été observé en ville chez un officier autrichien.

« L'église du Duomo est située sur la partie la plus élevée de la ville qu'elle domine ; la pièce principale où ont été observés les 4 cas de tétanos est froide, sombre, humide et traversée par des courants d'air dirigés de haut en bas.

Le seul cas que j'ai observé dans le couvent de San

Luigi s'est déclaré tout à coup chez un blessé couché dans la galerie basse, exposée pendant le jour à une grande chaleur, et pendant la nuit à la fraîcheur et à l'humidité. (Dr Haspel, m. pr.)

« Sur 8 cas de tétanos, les 7 derniers se sont déclarés dans la même partie des bâtiments composant l'hôpital de la porte de Suze, plus exposée que les autres aux courants d'air froid et humide venant des Alpes, dans la direction nord-ouest, avec de subites et fréquentes variations de température que déterminait une atmosphère électrique presque continue. Cette terrible complication s'est déclarée 5 fois sur des blessés dont les parties molles seulement avaient été traversées sans lésions nerveuse importante ; 3 fois avec des plaies compliquées de fracture.

« A San Angelo, j'ai vu 2 tétaniques qui étaient couchés dans 2 lits voisins. Ils étaient soumis à des irrigations d'eau froide sur la blessure dont l'une était à la cuisse, l'autre à la jambe ; j'ai vu un autre cas de tétanos à la cathédrale. »

Plus près de nous M. le baron H. Larrey remarque qu'il ne s'est présenté aucun cas de tétanos pendant la durée du siége d'Anvers, tandis qu'après il en est survenu six bien caractérisés ; il faut croire, ajoute-t-il, que les variations brusques de la température à cette époque ont déterminé le développement de cette terrible maladie.

Nous espérons avoir montré la grande importance de l'abaissement thermométrique de l'atmosphère ; plusieurs ont poussé les choses plus loin et ont avancé que le refroidissement seul de la plaie pouvait avoir l'influence qu'on attribuait généralement au saisissement qu'éprouve l'ensemble de l'organisme lorsqu'il est brusquement exposé au froid. *Aer ut abarceatur a vulnere summe necessarium est.* Starck. (*Commentarium de tetano*). De même de Haen (*ratio medendi*, l. X.): *A gelidæ aquæ potu eo tempore quo vulnera mundari consolidarique videntur.* » En 1815 Lasauve disait : « Il faut craindre de laisser sur une plaie un air vif et froid ou de la laver avec de l'eau froide. » Il y a peut-être quelque chose de vrai dans cette remarque, et sans vouloir chercher, nous voyons plusieurs cas de tétanos survenir dans le traitement par l'irrigation froide. En Italie, à San-Angelo, deux cas.

Pendant la guerre de 1870-71, à Paris, il y eut peu de tétaniques. L'ambulance du Jardin des plantes, bâtie sur un terrain boueux offrit le maximum des cas (une seule guérison).

Dans la *Gazette médicale de Strasbourg*, 2 mars 1872, se trouve consigné le rapport de M. le professeur agrégé Jæssel sur l'ambulance de Hagueneau. On y trouve mentionnés deux cas de tétanos survenus dans une salle spacieuse et exposée aux courants d'air à cause d'un grand nombre de croisées qui ne fermaient pas hermétiquement.

Dans la pratique civile nous trouvons des arguments dans les indications toutes particulières données dans les observations :

De Schmucker ;

De Loder, plusieurs observations ;

De Pitre Aubenais, 3 cas ;

De Fournier Pescay ;

De Antheaume, 5 cas ;

De Bourdy ;

De Bruchon;

De May Figueyra;

De Bach, opération d'ovariotomie, au 10ᵉ jour croisée ouverte près du lit;

De Martin de Pedro;

De Billard Leydet, du Nord,

et de plusieurs autres cités dans le courant de cette thèse.

Pour résumer l'étiologie du tétanos, nous dirons donc avec M. le professeur Gaujot : Toutes les plaies, quelle que soit leur nature et leur surface, peuvent-être une cause prédisposante du tétanos, mais surtout celles qui sont contuses, anfractueuses, et qui siégent aux extrémités des membres.

Le tétanos est dû :

1° Non à une influence nosocomiale comme la pourriture d'hôpital,

2° Non à une influence locale comme l'infection purulente,

3° Mais à une influence atmosphérique indéterminée qui le fait naître quelquefois le même jour dans plusieurs individus d'une même ville et dans des localités différentes.

Nous irons plus loin et nous dirons: Le froid est le plus souvent la cause directe du tétanos.

DU TRAITEMENT DANS LE TÉTANOS

L'appréciation de l'influence du traitement sur le tétanos est plus difficile qu'on ne le croirait au premier abord. Souvent les prédécesseurs et même les contemporains de Dupuytren, de Larrey, ont confondu sous le nom de tétanos, tous les spasmes qui peuvent naître sous l'influence d'une cause quelconque. On avait créé autant de tétanos qu'il y avait pour ainsi dire de causes différentes. Il n'y a pas de phénomène physiologique ou pathologique, qui n'ait été rangé au nombre des causes du tétanos. Desportes entre autres, ayant vu un nègre attaqué du tétanos à la suite de la petite vérole, la range dans l'étiologie. La suppression d'une seule dartre était capable de faire mourir de cette affreuse maladie. Que l'on juge de l'importance attribuée à la suppression d'un flux gonorrhéïque ou hémorroïdal. On en retrouve une longue preuve dans l'énumération pathogénique de Sauvage ; mais bientôt on fit justice de ces restes de la scolastique.

Nous voyons Dazille en particulier reprocher à Lavo d'avoir pris pour du tétanos le choléra-morbus survenant à la suite d'un passage à gué, et s'élever contre la confusion faite entre cette maladie et les convulsions vermineuses des enfants.

Plus près de nous nous avons cru distinguer tantôt de l'éclampsie d'après les symptômes, tantôt une méningite cérébro-spinale d'après des autopsies.

Fournier Pesçay cite 4 cas de tétanos intermittent ; avant lui Horne avait rapporté une observation de trismus à accès mensuels ; Fernel, Bilfinger, Erhard, Weissmann, Cisseville, citent également des cas d'accès intermittents.

N'ayant pas étudié les observations, nous ne pouvons nous que demander si l'on n'avait pas eu affaire à des formes graves d'impaludisme ; il en a été observé quelquefois dont les symptômes nerveux présentaient l'apparence de crises tétaniques.

Mais il est un fait évident pour nous, c'est que sous le titre de « tétanos », on a rangé un certain nombre de méningites cérébro-spinales. L'étiologie, la céphalalgie, la raideur de la nuque, l'opisthotonos, la contracture des extrémités supérieures, les douleurs périphériques, la conservation de l'intelligence, le pouls battant différemment au bras droit et au bras gauche, le ton mat du visage, le succès des antiphlogistiques énergiques dans certains cas, de l'opium à haute dose dans certains autres, les lésions méningées dans un temps où elles étaient considérées comme constantes dans le tétanos, tous ces symptômes que nous retrouvons dans une maladie épidémique bien connue aujourd'hui dans l'armée, ne doivent-ils pas nous mettre aujourd'hui en garde contre une erreur de diagnostic ou une coïncidence?

Parlerons-nous de l'article de Bauer qui émet l'opinion suivante : le tétanos intermittent de Dance et la tétanie de Trousseau pourraient bien n'être que des observations semblables aux trois qu'il rapporte, c'est-à-dire des cas d'ergotisme convulsif. La question aurait besoin d'être étudiée ; elle paraît fort acceptable lorsqu'on parcourt l'étiologie du tétanos dans les thèses des premières années de ce siècle.

Avant de jeter un coup d'œil sur la thérapeutique du tétanos, il est bon de dire l'opinion de M. Després. Il distingue : 1° le tétanos spontané, dû à un refroissement, tétanos généralement peu grave et susceptible de guérison spontanée, c'est-à-dire de guérison avec toutes sortes de traitements ; 2° le tétanos lié à un traumatisme généralement peu grave ; plus grave que le précédent, et dans lequel on observe, dans les cas les moins dangereux, une lenteur assez considérable de la marche des contractures; 3° le tétanos lié à des plaies graves, parce que le tétanos est doublé de septicémie. Il y a du vrai dans cette distinction, mais il ne faudrait pas se fier aux seules forces de la nature pour guérir le tétanos sans blessure, sans parler de ceux où le traumatisme a été oublié par le malade.

Il y a trop d'exemples de morts survenues dans des cas qui paraissaient bénins tout d'abord, pour que le médecin puisse agir toujours ainsi que Després. Il serait capable, par trop de confiance, de grossir le long martyrologe du tétanos.

Nous avons été heureux de le voir insister sur cette distinction, que nous nous étonnions de ne point voir signalée suffisamment par les différents auteurs.

Outre cette distinction, qui est une première difficulté dans la critique des résultats de la médication, nous devons signaler un fait plus considérable indiqué par M. Bourgeois d'Etampes dans un passage que nous rapportons ici : « Si je ne me trompe, la pratique civile doit différer sensiblement de celle des chirurgiens militaires. Ces derniers, en effet, ne sont guère appelés qu'à voir des cas de tétanos développés à la suite de vastes lésions comminutives, ébranlant plus ou moins tout l'organisme et sidérant le sysème nerveux, lésions qui par elles-mêmes peuvent entraîner souvent la mort des pauvres blessés ou opérés ; ce qui doit changer singulièrement le chiffre de la mortalité de cette terrible complication, si l'on réfléchit encore aux circonstances presque toujours fâcheuses où se trouvent ces malheureux tétaniques. Dans nos milieux, au contraire, sur dix cas il y en a plus de la moitié qui ne doivent naissance qu'à des plaies insignifiantes, bien souvent inaperçues et oubliées. »

Cette différence de conditions est une des raisons dominantes qui nous fit accueillir avec empressement l'idée d'un traitement interne. Presque tous ceux qui ont assisté à un siége ont conservé le souvenir du spectacle désolant de ces épidémies qui ravagent les ambulances et font disparaître, en quelques heures, des blessés dont les lésions étaient presque insignifiantes. Aussi doit-on chercher à mettre les blessés à l'abri de leurs redoutables atteintes, et à laisser, si nous osions nous exprimer ainsi, le moins de portes ouvertes à la mort.

Dès les temps les plus reculés, le tétanos a été l'objet de nombreux traitements. Nous regrettons d'être obligé d'examiner seulement le traitement par le chloral, nous aurions voulu le comparer aux autres pour montrer sa supériorité.

DE LA TEMPÉRATURE DANS LE TÉTANOS.

La nécessité d'une distinction entre les diverses circonstances qui peuvent influer sur le pronostic du tétanos est encore plus évidente pour apprécier l'état de la température dans cette maladie. C'est pour n'avoir pas tenu compte de ces particularités (qui dominent la situation) que Wunderlich et tant d'autres médecins de grande valeur ont fait du tétanos une maladie essentiellement fébrile, à tort, croyons-nous. Certains médecins comme Huttenbrenner distinguent déjà une forme pyrétique et une forme apyrétique moins grave que la première ; cette division nous paraît insuffisante. Le tétanos pour nous est une maladie apyrétique : si la température s'élève, c'est le signe certain d'une nouvelle complication, soit d'un pneumonie amenée par le froid, cause déjà du tétanos, soit d'une infection putride ou purulente, résultat de la lésion primitive. De là les températures élevées de 42°,22 centig. et au-delà signalées par les auteurs allemands, 44°,75 pendant la mort, 45°,31 après la mort.

Rien ne prouve, en effet, que ces températures excessives soient dues aux contractions musculaires, ainsi que l'établissent les expériences de Leyden, puisque l'existence de ces contractions n'exclut pas l'apyrexie.

M. Mulon, en soutenant l'opinion contraire, ne peut guère s'appuyer sur les remarquables expériences de M. le professeur Béclard. Quelles que soient les différences de température produites par des contractions toniques et cloniques, elles ne dépassent jamais 12 dixièmes de degré. L'expérimentation physiologique ne montre également chez les animaux auxquels on a communiqué le tétanos strychnique qu'une élévation thermique de quelques dixièmes de degré. Si nous nous permettons d'être aussi affirmatif, c'est que nous avons pour nous encore l'autorité de M. le professeur Charcot : « Dans les cas, ajoute-t-il, où l'on note cette grande élévation de température, les convulsions ont parfois cessé depuis longtemps et fait place à un coma plus ou moins profond. »

Avant de citer les observations à l'appui de notre manière de voir sur ce sujet, notons un fait curieux ; une chute de 2 à 5 dixièmes de degré qui a été constante dans les deux premières minutes au début de l'accès chez un tétanique.

Bourneville cite trois cas dans lesquels le tétanos a marché avec rapidité vers une issue fatale : la dernière exploration thermométrique, surtout dans le 2e et le 3e a donné un chiffre peu élevé, 37,8, 38,4.

La mort, dans des cas semblables, outre les cas d'asphyxie par spasme de la glotte, ou des muscles respirateurs, peut parfaitement s'expliquer ; ainsi les convulsions, en se multipliant, suffisent pour amener la mort par épuisement nerveux.

M. Bourneville ne parle pas de cet abaissement thermique au début de l'accès, mais nous le voyons se reproduire d'une manière durable.

Dans un des derniers cas de tétanos mortel signalés par M. Verneuil, le malade marquait 40° le 22 février au soir. Le lendemain à 3 heures du matin, le malade ressent les premiers symptômes du tétanos qui se généralise promptement à 8 heures ; 5 heures ensuite la température était descendue à 37,4. Le malade mourut à 7 heures du soir.

Le malade de M. Dupuy nous montre une chute thermique également bien caractérisée dans les trois phases par lesquelles a passé le tétanique :

1re phase. Fièvre traumatique; ascension de la temp. le 5e jour, 39,5.

2e phase. Apparition des symptômes du tétanos, au lieu de l'élévation habituelle et régulière du soir, abaissement brusque de la température le 6e jour;

3e phase. La température remonte jusqu'au moment de la mort, dès le lendemain 39°,7.

Nous avons été témoin d'une marche thermique semblable : c'était chez M. Tillaux, ce maître aimé de tous ceux qui ont eu le bonheur d'étudier sous sa direction, la malade marqua tout à coup 36,5.

Croyant à une erreur de notre part, les températures furent reprises à quelques heures d'intervalle, donnèrent successivement des chiffres qui ne varièrent que de quelques dizièmes de degré pendant 24 heures.

Une accouchée de 34 ans, de Pitre-Aubenais, présente un exemple encore bien plus intéressant. A la suite d'un refroidissement, les lochies se suppriment; après 48 heures de fièvre, elles reparaissent, mais le tétanos s'empare simultanément de la malade.

Buttler Hamilton est aussi explicite qu'on peut le désirer pourle point qui nous occupe.

On avait pratiqué une amputation des deux dernières phalanges de l'index et du medius droit. Le 26 novembre, les lambeaux prennent mauvais aspect; le 30, le malade se plaint de crampes dans le bras, de raideur du cou et de la face; on ne croit pas au tétanos parce que des officiers de santé l'ayant examiné à plusieurs reprises dans la journée on ne lui trouve pas de fièvre. Le malade mourut de cette complication. Chloral cannabis indica. Mort.

Dans l'observation XII, thèse de M. Richelot, nous voyons la température ne dépasser 37°,3, que le 15°, jour, veille de la mort; or il s'agit là d'un cas de tétanos sans blessures et mortel.

Un autre exemple fort intéressant peut se tirer de l'observation publiée par M. Mollière (Anastasie D.)

Le 19 mars, opération d'une carie du calcanéum;
Le 30 dysphagie trismus, T. Ax. 38°; P. 120
Le 31 — 37,8 120; Soir 37,8; P. 112.
Le 1er l'état tétanique s'aggrave 37,4 104 — 38 — 104.

On voit donc bien que ces températures normales ne sont point le résultat d'une période transitoire comme dans certaines phlegmasies.

Waren Tay peut nous fournir un nouvel appui à la théorie émise depuis quelques années sur la température dans le tétanos :

Chez la femme qu'il soigna, la temp varia de 36,6 à 37,7 temp. maxima atteinte seulement avant la mort, tandis que le pouls à ce à ce moment était à 150.

Antheaume dans sa thèse signalait incidemment ce fait, plus curieux encore, d'un officier entièrement guéri d'une hernie étranglée, pris de tétanos pendant la nuit, et ne présentant à la visite du matin aucun symptôme de fièvre malgré un trismus très-prononcé.

Comme dans les observations citées précédemment, nous voyons l'apparition du tétanos faire baisser la température dans le troisième cas de tétanos mortel signalé dernièrement par M. le professeur Verneuil.

Le dimanche matin, le thermomètre était à 39°,4, le soir à 39°,9. A 1 heure de l'après-midi, le trismus apparaît; le lendemain, le tétanos est confirmé. La température a brusquement baissé. Prise trois fois dans la journée, elle est le matin 37°,2, à midi 37°,9, le soir 38°,6; le mercredi pendant teut le jour elle reste à 38°, mais un accès de suffocation du soir provoque l'ascension à 39° (pneumonie).

Le tracé du pouls ne suivit pas celui de la température; dès le lendemain de la blessure jusqu'au matin de la mort, il oscilla invariablement entre 88 et 96. Jamais l'écart ne dépassa 8 pulsations. Ce fut seulement dans les 12 dernières heures que l'on compta 112 à 132 pulsations. Les respirations ne furent comptées que 36 heures après le début du trismus, et, chose remarquable, tandis que le thermomètre et le pouls montaient régulièrement le soir, au contraire, la respiration semblait devenir plus lente et plus calme.

A propos de cette observation, M. le professeur Verneuil exprimait le désir de voir faire recherches destinés à compléter et à changer peut-être l'important article de Rose), Ueber den Starrkampf, traité de chirurgie de Pitha et Billroth).

ACTION PHYSIOLOGIQUE DU CHLORAL.

On sait que le chloral jouit d'une action anesthésique très-marquée, qu'il produit la perte de la sensibilité, des mouvements volontaires et réflexes. Les expériences de M. O. Liebreich et de M. Gubler ont établi ces résultats intéressants.

Sous son influence la température s'abaisse, les mouvements du cœur s'affaiblissent, les mouvements respiratoires diminuent. Remarquons en passant que chacune de ces actions peut devenir une cause de danger chez un sujet autre qu'un tétanique. Dans quelques cas, l'action peut se terminer par l'arrêt du cœur ou de la respiration et c'est en général ce dernier phénomène qui commence la scène de la mort.

Mais ce reproche qu'on lui a prodigué nous semble être plutôt théorique que réel. M. Verneuil à deux reprises différentes était obligé de reconnaître que le chloral était impuissant parfois à obtenir la résolution du spasme pour les muscles respiratoires.

En admettant que ce danger soit à craindre, il est moindre qu'avec les autres substances employées dans le même but comme nous espérons le démontrer plus loin. On pourra lire avec fruit sous ce rapport les expériences de notre collègue le Dr Couty. En outre, le chloral agissant plus rapidement que l'opium et moins brutalement que ne le font le chloroforme ou l'éther dans certains cas, l'observateur peut agir par la dose qu'il emploie ou par le mode d'introduction, de façon à mesurer le poison et à éviter tout accident de ce genre.

D'après les leçons professées à la Faculté de médecine par M. le professeur Vulpian, il agit sur les centres nerveux en général. L'action débute par l'altération des fonctions qui sont sous la dépendance des hémisphères, puis sous celle des corps striés et des couches optiques : les mouvements volontaires s'affaiblissent, se paralysent, l'action réflexe de la moelle s'affaiblit aussi et finit par s'éteindre.

Enfin, d'après les recherches de notre collègue M. le Dr Couty, le chloral après son absorption irait modifier directement l'élément nerveux moteur et l'élément musculaire. Tous les muscles sont successivement atteints, et ceux de la vie de relation comme ceux de la vie animale subissent son influence. Telles ne sont pas les conclusions auxquelles sont arrivés dernièrement MM. Tizoni et Fogliata, dont nous reproduisons les recherches de date récente. D'après eux, l'élément sur lequel agit le chloral est la fibre musculaire, aussi cette action varie selon que le chloral arrive au contact de la fibre musculaire soit directement, soit seulement par l'intermédiaire de la circulation. Que le chloral entre dans le torrent circulatoire par les injections sous-cutanées et intra-veineuses ou par les voies digestives, il existe une extensibilité des fibres musculaires du cœur l'arrêtant ainsi dans la diastole non passivement et par paralysie, mais activement dans le sens où l'entend Luciani, « il déterminerait la contraction des fibres cardiaques s'il était appliqué directement sur le muscle » c'est le seul cas ou le cœur reste en systole tétanique ; il en serait de même pour les muscles volontaires et pour l'iris, qui devient myotique à un degré extrême. L'action du chloral s'exerce sur la fibre musculaire directement et non par l'intermédiaire du système nerveux, parce qu'elle a également lieu chez les animaux curarisés. L'action sur le système nerveux se montre après celle du cœur et les phénomènes nerveux sont dus, suivant toute probalité, aux troubles de la circulation consécutifs à l'altération fonctionnelle.

Nous n'adoptons pas cette manière de voir qui semble contredire l'usage externe des solutions de chloral sur les plaies. Ainsi le premier point qui résulte de cette ébauche trop rapide des principaux résultats admis dans la science sur ces faits, c'est que tous les tissus de l'organisme sont atteints par la substance dont nous étudions les effets. Une fois absorbée elle passe dans le sang sur lequel elle n'agit guère, puis va, en suivant le cours des liquides nourriciers, exercer son influence sur chaque point de l'organisme. Dans cette action généralisée, la moelle à sa part, comme les autres tissus, mais sur elle l'action n'est ni prépondérante, ni spéciale. Ce n'est même point par elle que commence la série des effets qui se manifestent. Les fonctions se dépriment, perdent de leur puissance comme en perdent celles du cerveau, du du cœur, de l'appareil respiratoire, et cette conclusion légitimement déduite d'expériences que nul ne peut révoquer en doute, permet d'avancer la proposition suivante :

Le chloral n'a pas une action spéciale sur la moelle, il n'en a même pas une spéciale sur le système nerveux ; donc il ne saurait être considéré comme un médicament nouveau, spécial au tétanos. Cela ne veut pas dire que nous ne soyons porté à lui reconnaître une action favorable et à fonder sur lui des espérances sérieuses.

D'après les règles posées par M. Gubler dans le Dictionnaire encyclopédique, pour que deux substances se servent réciproquement d'antidotes, elles doivent réunir trois conditions : 1° il faut qu'elles exercent une influence contraire sur les phénomènes élémentaires des fonctions organiques ; 2° qu'elles s'adressent aux mêmes organes et aux mêmes appareils ; 3° qu'elles s'opposent de tous points.

Cette règle est vraie pour deux substances, mais il nous semble qu'on peut la prendre pour guide dans l'étude d'une substance sur un organisme altéré en substituant au premier agent tonique l'ensemble des conditions faites au malade et le cours qui leur a donné lieu.

Enfin, ajoute le savant professeur, l'action thérapeutique doit être aussi soutenue que l'action malfaisante et durable.

Si l'on passe en revue d'une façon même rapide les symptômes du tétanos, on arrive aux résultats suivants :

Pour les phénomènes élémentaires des fonctions organiques, nous voyons le médicament diminuer, abolir les réflexes, et il les abolit en suivant une double marche : en agissant sur la moelle, dont il diminue l'excitabilité morbide et en atténuant la sensibilité cutanée et celle de la plaie. Par cette double action reconnue par M. le professeur Vulpian dans les leçons dont nous avons déjà parlé, il peut diminuer ou même faire disparaître les accès de contractions douloureuses, tant en rendant la perception des irritations diverses et des douleurs de la peau plus difficiles qu'en rendant l'axe spinal plus lent à y répondre.

De là plusieurs avantages, le premier d'épargner au malade la douleur ; le second de lui enlever la fatigue inséparable de tout effort : enfin, celui incomparablement plus grand d'empêcher l'apparition des lésions plus profondes de l'axe médullaire, de la retarder du moins et de donner par là à l'économie le temps de réagir avant l'apparition des lésions irréparables. Souvenons-nous que, dans le tétanos, gagner du temps, c'est rendre l'espoir légitime.

Le chloral s'adresse aux mêmes organes. Nous venons de voir son action sur la moelle. Il s'adresse aussi aux nerfs, aux muscles, et là son action est encore particulièrement utile. En faisant cesser les contractions, elle épargne les forces. En faisant cesser le trismus, elle permet une chose essentielle, celle d'alimenter le malade ; on peut plus facilement introduire dans l'estomac du malade les boissons alimentaires ou médicamenteuses, et par là donner des forces à la nature pour soutenir le combat; quelle que soit la valeur des lavements médicamenteux et nutritifs on ne saurait fonder d'aussi sérieuses espérances. Le chloral agit encore sur cet élément en ce sens qu'en faisant cesser la contraction musculaire, il épargne à l'économie la dépense des frais qu'elle doit faire pour suffire à son activité organique, qui est encore une des grandes causes d'affaiblissement.

On a pu continuer assez longtemps l'administration à un malade de certaines doses de chloral, mais ici la réponse à une des conditions exigées par le savant professeur n'est pas aussi favorable. Dans les archives de physiologie de 1873, le docteur Meikiezen a fait connaître les résultats de recherches entreprises par lui touchant l'action du chloral sur la moelle, et, après avoir trouvé les résultats précédemment exposés et dus aux expériences de mes maîtres, il ajoute que le docteur Monro d'Édimbourg a posé les lois suivantes : « Le chloral est utile dans les maladies nerveuses lorsqu'il n'y a pas de lésions organiques du cerveau : Il est contre-indiqué quand le malade est affaibli par des hémorrhagies.

De là nous devons tirer des indications qui en découlent naturellement. Si la blessure a donné lieu a un écoulement abondant de sang, c'est avec la plus grande précaution qu'il faudra nous adresser au chloral. De même nous devons craindre un échec, si, malgré nos soins, nous voyons le malade s'affaiblir.

Cette dernière remarque montre combien la maladie et les médicaments qu'on a dirigés contre elle ont besoin d'être étudiés.

Nous voyons, en effet, dans un cas la médication suspendue à cause du collapsus du sujet, mais, l'asphyxie se prononçant, on a recours cependant au chloral, que l'on accuse d'en être la cause directe ou indirecte, et le malade est sauvé.

Il est bien évident que dans les cas où la cause déterminante du spasme est, soit la présence d'un corps étranger dans la plaie, ou bien d'un nerf, soit la ligature, on se trouve en présence d'une indication contre laquelle le chloral ne peut agir que d'une façon accessoire, rien de plus.

Il en est de même quand les altérations nerveuses ou celles de l'axe cérébro-spinal ont déterminé des altérations de structure. Alors encore le rôle de la médication est secondaire, alors surtout elle est palliative ; malheureusement les expériences cliniques nous font encore défaut et ne peuvent pas nous indiquer les caractères appréciables de diverses lésions.

Notons que, même dans ce cas, l'action du chloral, pour être plus faible et moins certaine, pour n'être que palliative, n'en existe pas moins et qu'il est légitime, sauf dans les cas de contre-indication formelle, d'en tenter l'essai.

Enfin, disons que, derrière cette esquisse de raisons qui peuvent faire espérer quelques succès aux partisans du chloral, il manque un élément pour juger la question. Cet élément c'est la connaissance de la nature du tétanos, qui pourrait diriger une médication qui, sans elle, ne peut s'adresser qu'aux symptômes. Malheureusement l'appréciation de la cause qui a donné lieu au spasme est quelquefois difficile.

Nous avons dit que, dans certains cas, l'administration du chloral présente des dangers.

De ces dangers, nous avons signalé l'arrêt du cœur et de la respiration, peu à craindre. D'autres tiennent à l'action spéciale du chloral sur le sang. D'après les expériences de Vulpian, il favorise sa coagulation, et si pareille chose se passait dans l'organisme, à côté de la syncope et de l'asphyxie, nous aurions l'embolie comme cause de mort. Ce mécanisme n'est pas à discuter dans le cas d'injection intra-veineuse; il faut, on le sait maintenant, une solution au 8me au moins pour être sûr de ne pas avoir d'action chimique directe sur le sang; mais peut-on craindre la coagulation du sang à la suite d'absorption du chloral? La chose ne nous paraît pas probable, et les faits cités ne nous paraissent pas concluants pour la clinique.

Le fait du docteur Macdonald, que l'on nous a donné comme exemple, nous semble lui-même fort mal choisi; c'est évidemment le caillot sanguin qui a causé les convulsions contre lesquelles on a voulu agir au moyen du chloral. On a cité à la Société de chirurgie des cas où le médicament a fait disparaître le spasme et où le malade est mort quelques heures après la disparition de la contraction. Le chloral trop longtemps prolongé ou mal surveillé n'aurait-il pas ici, comme dans les cas de mort subite, sa part de responsabilité?

Cisseville, qui avait suivi les armées impériales, écrivait le résumé de ses observations soixante ans avant la découverte du chloral. Il avait remarqué que « si la mort peut survenir au milieu du spasme, il n'est pas rare de voir le malade quinze ou vingt heures avant sa mort tomber dans une sorte de collapsus, accompagné d'une diminution considérable des symptômes. La respiration, dit-il, paraît devenir plus libre, la circulation plus régulière, les muscles sont moins durs, les membres moins roides, les douleurs s'apaisent. Cette amélioration apparente, que j'ai vue survenir plusieurs fois, m'a souvent trompé au commencement de ma pratique militaire, aussi par la suite, lorsque je venais à observer cette dangereuse rémission, je n'hésitais pas à annoncer la mort prochaine, et toujours ma prédiction se vérifiait. »

Mais comment agit le chloral ? Est-ce par lui-même, est-ce par le chloroforme qu'il peut faire naître ?

On a déjà pu voir que la plupart de ses effets présentent une grande ressemblance avec ceux que l'on demande à d'autres anesthésiques et, en particulier, au chloroforme. L'école de Liebreich a cru à la décomposition du chloral en chloroforme et en acide formique. En conséquence on a refusé au chloral toute action spéciale. Leur avis n'a pas prévalu, et c'est l'avis de nos maîtres que nous résumons ici : Pour prouver que le chloral est un, qu'il a sa façon d'agir, qui n'est celle d'aucun médicament ; qu'en conséquence aucun médicament ne saurait le remplacer d'une façon absolue, en agissant d'une façon identique et sans préjuger des résultats par lesquels l'expérience et des études sérieuses viendront juger notre avis, nous pouvons au moins affirmer de suite que les résultats du chloral sont dus à lui et non à sa décomposition dans l'économie. V. les remarquables travaux de M. Personne.

On avait cru voir un puissant argument en faveur de la décomposition dans les éruptions signalées à plusieurs reprises sur la surface cutanée des personnes prenant plus ou moins de chloral.

Le docteur Winckell, soignant ue femme éclamptique, constata une éruption cutanée fébrile, occasionnant une sensation de prurit et même de brûlure cuisante. L'éruption se montrait huit minutes après l'administration du chloral en lavement. Il y eut exfoliation généralisée sur tout le corps. On provoqua un nouvel érythème pendant la fin de la desquamation.

Blunt en 1873 affirmait que les formiates, s'éliminant par les glandes sudoripares, amenaient l'irritation étudiée par lui. Vers la même époque, Schule, étudiant l'éruption que les Anglais désignent sous le nom de rasch chloralique, posait les principes suivants : le rasch se produit quand l'organisme est saturé de chloral ; quand il y a prédisposition individuelle ; quand on use modérément de bière et de vin pendant l'administration du chloral. L'érythème succéderait à l'hypyperémie, suivie de la dilatation des vaisseaux et de la stase sanguine, débutant par le cerveau et la face, et pouvant se généraliser ensuite à tout le corps.

Crichton Brown approuve l'explication qui vient d'être citée, il ajoute avoir vu cette éruption 19 fois sur 40 cas. Dans un cas de mort, qu'il attribue à la paralysie du grand sympathique par le chloral à doses excessives, la figure du malade devenait fort rouge après chaque dose pendant quelque temps.

A ceux qui ont signalé ces éruptions comme particulières au tétanos traité par le chloral, on peut opposer, pour ne pas sortir de la question qui nous occupe, une éruption de ce genre bien plus curieuse signalée par Thornburn Paterson : c'était chez une femme tétanique, traitée, certes, sans chloral. Il se produisit un érythème sur les mains, qui alla jusqu'à la transsudation sanguine.

Sans vouloir nier l'influence manifeste du chloral dans certains cas, il nous semble que l'on ne doit pas croire ces manifestations cutanées comme spéciales au médicament qui nous occupe.

M. le professeur Gubler a établi que la transformation est difficile, essentiellement lente, et qu'il n'y a jamais dans le sang qu'une très-minime quantité de chloroforme, dont les effets disparaissent devant ceux qu'engendre le chloral. Nous n'osons parler de notre expérience personnelle après celle de nos maîtres. Nous pouvons dire cependant que, dans les recherches faites pour nous dans le laboratoire de l'Hôtel-Dieu, la présence de l'oxyde de carbone dans le sang n'a pas été constatée en quantités appréciables après l'injection du chloral dans les veines. Le protoxyde étant la condition de la transformation en acide formique, nous nous croyons donc autorisé à juger la question du dedoublment chloralique comme tranchée, à affirmer que le chloral n'agit point par l'oxyde de carbone auquel il pourrait donner naissance.

La clinique, juge par excellence en pareille matière, vient à l'appui de cette opinion. Elle montre que, quelle que soit la façon dont le chloroforme et le chloral soient employés, on trouve dans leur mode d'action des différences considérables. L'excitation primitive, causée par le chloral, quand elle se produit, est plus vive et plus prolongée, puis, de même que les premiers phénomènes ont été plus brusques, on voit se ralentir et s'affaiblir plus vite le rhythme des battements du cœur. La marche de l'anesthésie offre aussi dans les deux cas de notables différences, et l'insensibilité cervicale sous l'action du chloral est établie alors qu'elle est intacte sous l'action du chloroforme.

Si le chloral ne produit pas de chloroforme il devrait donner nécessairement lieu à d'autres produits de décomposition, MM. Musculus et de Merme dans les Comptes Rendus le font savoir. Ils ont trouvé dix à douze grains d'un acide nouveau, acide urochloralique, dans l'urine des personnes absorbant 60 à 80 grains de chloral par jour. La physiologie de ce nouveau corps est encore à faire (1).

Ces remarques suffisent pour faire savoir les différences considérables qui viennent combattre les théories chimiques et motiver notre appréciation personnelle.

Au résumé, nous voyons dans le chloral un médicament agissant à sa manière sur les spasmes du tétanos, s'adressant à presque tous les symptômes en général, à leur développement et à leur manifestation, permettant à l'organisme de réagir, au médecin d'aider la réaction. Par conséquent, malgré les lacunes que nous constatons dans l'action du chloral comme dans celle de tout médicament, nous croyons qu'il est légitime de demander à la clinique la confirmation des espérances que nous avons essayé de baser sur les travaux de nos devanciers.

(1) Ayant examiné l'urine de personnes qui avaient pris 60 à 80 grains de chloral par jour, MM. Musculus et de Merme trouvèrent un acide violent réduisant la solution cuivrique et polarisant la lumière à gauche. L'acide est précipité par l'acétate de plomb basique et forme des cristaux étoilés comme ceux de la tyrosine. C'est un acide très-fort décomposant les carbonates avec effervescence, tandis que ses sels ne sont attaqués que par l'acide acétique. Il est très-soluble dans l'eau et l'alcool, mais non dans l'éther; il réduit les sels de cuivre, argent et bismuth, décolore le sulfate d'indigo. On dit qu'il contient 31.60 carbone, 4.36 H., 26.7 chlore. Tous ses sels sont solubles dans l'eau, excepté le se de plomb basique, mais insolubles dans l'alcool absolu. Les découvreurs proposent de le nommer provisoirement acide urochloratique. Il semblerait de cette découverte que le chloral, comme l'acide benzoïque, subit des changements essentiels dans l'organisme et est excrété sous diverses formes, quoiqu'une partie passe inaltérée.

Il est, outre ces considérations, une raison importante qui poussera certains médecins à employer le chloral hydraté de préférence à tout autre médicament, surtout dans les cas de guerre, après les batailles, ou même pendant la mobilisation simple. On sait, en effet, combien l'encombrement et le manque d'aides, surtout d'infirmiers intelligents et instruits, est funeste à nos blessés. Comment employer dans ces conjonctures les médications vantées avant l'introduction du chloral, l'éthérisation, les inhalations prolongées, continues, comme le veulent d'éminents professeurs; comment administrer des bains chauds pendant des jours, comme le faisait Ambroise Paré, ou même d'une durée de quatre à six heures, lorsque nous ne pouvons parfois donner le quart de la place nécessaire à un blessé; lorsque nous avons vu aux ambulances de Longchamps, pendant le siége de Paris, le température du pavillon, n° 21 descendre à + 2° centigrades, faute de combustible ?

TRAITEMENT PAR LE CHORAL.

Niemeyer avait écrit dans son *Traité de pathologie interne* que la science humaine était impuissante en face du tétanos. L'histoire de la maladie aurait pu lui donner un démenti, mais Liebreicht répondait au maître en thérapeutique en proposant l'application de sa découverte au traitement de cette terrible névrose. Langenbeck, après avoir retiré de bons effets de ce médicament dans le délirium tremens, l'employa avec succès dans un cas de téatnos survenu chez un blessé ; l'élan était donné.

Avait-on trouvé là le spécifique du tétanos? Nous ne le croyons pas et serions bien contrarié qu'on nous attribuât une semblable opinion, nous désirons seulement attirer l'attention sur ce fait que la mortalité du tétanos traité par le chloral a diminué dans une proportion qui n'a pu être obtenue jusqu'ici qu'avec ce précieux agent. Pour être consciencieux, nous ne nous bornerons pas à donner des chiffres bruts, mais nous examinerons un à un les principaux faits sur lesquels nous appuyons nos idées, nous commencerons donc dès à présent la longue énumération des insuccès du chloral :

Nous voyons tout d'abord le cas de *Mayer*, de Munich (19 mai 1869) : c'est une femme opérée par l'écrasement linéaire d'un épithélioma de la langue ; la plaie avait été cautérisée au fer rouge, et environ le 9e jour survenait le tétanos qui l'emporta. (Vien Med. Wochenchrift, 1869.)

L'année suivante (4 avril 1870), une jeune ouvrière, Jeanne B..., entrait dans le service de *M. Guyon* à Necker pour un écrasement du pouce gauche et dix jours après était prise de tétanos.

La dose de chloral portée à 8 grammes en quelques heures avait produit un heureux résultat qui dura 3 jours ; après plusieurs crises intermittentes, la dose de chloral n'étant que de 1 à 2 grammes la malade mourait subitement, le 8e jour.

Un cas semblable s'était passé le mois précédent (27 mars) dans la clinique de *M. Lefort.*

Un savetier ayant eu le pied écrasé par la roue d'une voiture, on lie les artères pédieuses ; le gros orteil se gangrène, puis la plaie reprend un aspect satisfaisant quand le septième jour apparaît du trismus ; la température est assez élevée ; le chloral amène une diminution notable des accidents, mais le surlendemain la température s'élève 40°,2, la contracture cesse, puis survient une somnolence profonde et la mort survient dans la nuit, par gêne respiratoire progressive; l'autopsie montre quelques points de pneumonie et une injection notable des méninges et de la substance blanche.

Dufour de Lausanne à la même époque échoue deux fois sur trois avec le chloral, il ne fait que mentionner ses insuccès.

Avant nos professeurs, *Waren Tay* avait été malheureux lui aussi.

Une de ses malades, atteinte de tétanos (5 février 1870) à Londres, paraissait éprouver une amélioration bien réelle sous l'influence du chloral, les crises étaient reproduites à plusieurs reprises pendant quelques jours, la malade s'affaiblissait, les contractures diminuaient le 14, sans fièvre bien appréciable, 37° 9, température maximum; et la mort survenait le lendemain matin, sans que l'autopsie ait pu la justifier par des lésions notables.

Il est à noter cependant que le médicament était encore à l'essai et qu'on avait laissé la malade s'épuiser inutilement par des crises qu'on aurait pu conjurer évidemment, d'après l'action rapide et manifeste chaque fois du chloral : les intervalles d'administration étaient portés à 24 et 52 heures, et de plus un lavement alcoolique administré le 14 avait dû avoir, de l'aveu même de M. Tay, une influence fâcheuse sur un organisme affaibli.

M. Laugier rapporte un cas de mort subite survenu chez un jeune homme atteint de tétanos à la suite d'un écrasement des orteils (19 avril 1870).

Des injections de morphine jointes au chloral avaient donné de bons résultat pendant 3 jours, et les convulsions avaient cessé en grande partie à part la dysphagie, lorsque le malade meurt subitement le 1er mai en buvant.

Cette observation présente un certain intérêt par l'examen de faits que nous n'avons pas donnés en détail et qui se résument en une température relativement basse au début, malgré le traumatisme, et discordant avec le pouls. Intégrité absolue de l'estomac, de l'encéphale et du bulbe.

M. Mollière à Lyon avait été témoin d'une autre mort par accident intercurrent.

C'était une religieuse opérée d'une carie du calcanum (19 mars) et atteinte le 8e jour de trismus; après une période de quelques jours, occupée par des crises violentes, on avait vu se produire peu à peu une résolution coïncidant avec le maintien de la température à un degré assez élevé (38°) et la mort survenait le 10 avril dans un collapsus absolu. On ne peut guère mettre sur le compte du tétanos ce cas de mort, la résolution musculaire ayant commencé de plus de 48 heures la mort.

L'autopsie n'a pu être faite; nous pensons devoir rattacher la mort à une complication pulmonaire; quant au chloral on ne peut guère lui rien imputer la malade ayant cessé d'en prendre le 7 avril au matin.

Le 12 août de la même année, *M. Alfred Corrie* avait un nouveau cas d'insuccès à enregistrer, mais différent en quelques circonstances des cas précédents.

Un matelot blessé à la nuque par une flèche, était pris, malgré le bon état de sa légère blessure, de tétanos d'une intensité moyenne, mais le malade ne pouvait sommeiller et s'épuisait sensiblement, lorsque le 21 à 6 heures du matin survient une crise soudaine et terrible, qui amène la mort par asphyxie. Le tétanos avait duré 55 heures.

La séance du 9 novembre 1870 à la Société de chirurgie était peu favorable à la cause du chloral : outre le cas de Boinet, Giraldès signalait 3 insuccès, Guérin 3 autres. Autre de Harry Leach.

On avait bientôt à joindre à cette liste les cas

malheureux de MM. François (Union médicale. 1871); de Nankivell, de Florian, de Budin, d'Hœppfner (Gaz. méd. de Strasbourg 1874) ; de Baudon (Bullet. général de thérapeutique, 3 juin 1874); d'Ollier; 3 cas de Labbé, de Duplay, de Delpech (voir la thèse d'agrég. Richelot), de Béhier, de Desprès et 3 cas de Verneuil (Soc. chirurgic 1er mars 1876) ; de Marc Sée (Soc. de chir. 1er m. 1876) ; 2 de Kelly, de B. Anger (juin 73) ; de Cruveilhier (Soc. chir. 1er avril 1874) ; de Parinaud, de Macdonald (Edimburg med. Journ. juin 1875) ; de M. le professeur Gaujot, de Lannelongue (Soc. chir. 19 août 1874) ; 2 de Tillaux (Soc. chir. 6 mai 74 et 1er mars 75) ; 2 de M. le professeur Chauvel (Recueil de méd. et chir. mil. 1874. t. 30), de Graf, Lancet, (16 oct. 75) ; avec celui de Bourdy, avec les 3 de Blain (Soc. de ch. 10 juin 1874) ; avec ceux de Itard de Vincennes et de Guyon, de Bresson, on arrive à un chiffre en apparence écrasant. Il suffit de comparer le nombre des morts avec celui des guérisons et d'analyser pour se convaincre qu'à aucun moment l'on n'avait le droit de désespérer et de ranger le chloral parmi ces médicaments éphémères dont il faut se hâter de se servir pendant qu'ils guérissent. Nous allons examiner quelques-uns des cas de mort.

Pendant la guerre de 1870-71, nous avons nécessairement plusieurs cas de tétanos à observer ; l'un d'eux appartient à *M. Simonin*, professeur à Nancy :

Un soldat prussien avait eu l'omoplate fracturée par un éclat d'obus, et la jambe traversée par une balle (16 août 1870). Le chloral, administré dès l'apparition du tétanos, avait produit d'abord un peu de surexcitation, puis de la somnolence; le 6 septembre, 12e jour du tétanos, le malade succombait, après plusieurs accès d'asphyxie.

Le docteur Blain, d'Epernay, ne fit connaître qu'en 1874 (Soc. de chir. 10 juin) les 3 insuccès qu'il eut pendant la guerre ; dans l'un d'eux il employa le chloral, bien peu il est vrai.

C'était chez une femme dont le pied droit avait été arraché par un éclat d'obus. Amputation, avril 1871. Gangrène, douleur très-intense à la section d'une partie sphacélée persistant plusieurs heures ; langue tétanisée. Le lendemain contracture des muscles respiratoires : 4 grammes de chloral ; cyanose ; mort.

M. le professeur Chauvel, médecin-major, perdait à la même époque 2 malades (Recueil de méd. et chir. 1874).

L'un, 21 ans, artilleur, énorme séton à la cuisse par un éclat d'obus, le 8 avril 1871. Son lit était dans un courant d'air. Au 10e jour, convulsions cloniques de la cuisse. Morphine d'abord sans effet ; chloral le 18, 6 grammes ; le 20, 16 grammes, plus de morphine ; le 23, spasmes ; les convulsions cessaient, mais le trismus persistait. Mort.

L'autre blessé, 46e infanterie, avait un séton au pied par coup de feu, plaie simple ; la plaie était presque guérie. Le 20, pendant la nuit, trismus : 0gr,02 morphine, chloral, 16 grammes, bain d'air chaud. 22, mort au matin. Le blessé était dans les meilleures conditions hygiéniques.

En 1871, un jardinier de 22 ans, Tercy, s'exposa le 5 septembre à un refroidissement. Le 7, frisson, puis roideur de la face et de la langue ; dysphagie ; le 12, trismus incomplet, opisthotonos des cuisses et de la nuque seules ; 13, gêne de la miction, pouls à 100 ; chloral, bains de vapeur. Mieux le 15 ; le 19, coma, la contraction persistait, suppression du chloral ; 21, 22, opisthotonos pleurosthonos gauche, sueurs, constipation ; 23, un peu mieux ; 26, mieux : le 27, pectoraux plus contractés, crises à la uite des accès de toux ; 8 heures et demie, convulsions, voies ériennes embarrassées pardumucus, sueurs abondantes ; à

9 heures, mort subite. Le traitement a été toujours le même : chloral, 9 grammes, et bains de vap. La température s'est constamment maintenue à 38°,2.

Les troubles respiratoires ont enlevé le malade en douze heures, au moment où l'on commençait à le croire sauvé.

Observation de M. Duplay :

Femme de 45 ans, opérée d'hypertrophie du col utérin : hémorrhagie le 8 juin, faiblesse extrême ; la plaie presque cicatrisée au dixième jour ; le 16 juin, léger trismus ; 20, dysphagie ; chloral, 4 grammes ; le 22, crises au moindre attouchement, injection d'ésérine 0gr,01, 6 grammes chloral ; du 23 au 25, ésérine, une injection sans bénéfice, chloral à faible dose ; sueurs, vomissements, constipation opiniâtre ; la malade refuse les injections 26, crises de plus en plus graves et fréquentes. Mort à 2 heures, le huitième jour.

L'ésérine n'a produit presque aucun bénéfice, malgré des doses très-élevées.

La température de 37°4 n'a pas dépassé 38°, après avoir débuté à 36 au moment de l'invasion du tétanos.

D'après le traitement, ce cas doit être, on le voit compté bien plus au nombre des insuccès dus à l'ésérine et non au chloral.

Steiner éprouvait 5 insuccès de suite chez des nouveau-nés, il administrait 8 à 10 fois dans les 24 heures 0 gr. 06 centig. de chloral à chaque accès, la température était assez élevée pendant les quelques jours de la maladie.

Dans 3 autres insuccès, il avait avant administré de 0 gr. 24 centg. à 0 gr. 36 centg. en 2 fois dans la journée. (Jarbuch fur Kinderheikunde 1872).

Dans des conditions toutes différentes, Arthur Why Foot, perdait un jardinier de 48 ans en 6 jours. (Dublin Journal, Sept. 1872).

Cet homme avait été trempé par la pluie, s'était refroidi ; quelques heures après, dans la nuit, contracture de la langue, trismus, opisthotonos. Le 4, entrée à l'hôpital; plusieurs doses de chloral; beaucoup de mieux; le 5, mal, dysphagie. Mort le soir. Température, 39°; pouls, 104.

Malgré l'insuccès qu'on éprouvé Carlo Padova et Silvio (Gaz. Lomb. 38, 1873), ces docteurs recommandent le chloral.

Leur malade était une femme de 27 ans, chétive; 4 fausses couches antérieures; famille de tuberculeux. Le 16 mai, extraction forcée d'une partie du délivre; rétention fétide du reste du placenta; 21 mai, légère dysphagie, roideur du cou; transport à l'hôpital : bain chaud, chloral; sueurs, amélioration; injection de curare; cessation de la contracture, mais impossibilité de parler et d'avaler. 23, mort. Mort attribuée à l'infection putride et au transport à l'hôpital.

L'Italie, où l'on s'occupe beaucoup du tétanos depuis quelques années, nous fournit 2 cas de *Porta* la même année.

C'est tout d'abord un enfant opéré d'un ongle incarné qui meurt brusquement à son réveil d'un accès de tétanos; cette affection avait été bien améliorée la veille par le chloral. Ensuite, il nous rapporte l'histoire d'un jeune homme atteint de tétanos, sept jours après une plaie contuse au talon, le chloral administré par doses de 3 grammes ne peut empêcher les progrès de la maladie, et sept jours plus tard le malade succombait,

Nous arrivons maintenant à un autre ordre de faits : un malade atteint de tétanos très-intense entre dans le service de M. *Lannelongue* (6 mai 1874), et est traité par les injections intra-veineuses de chloral, sur lesquelles nous reviendrons en terminant cette note :

La mort survient pendant l'injection même, et on constate la présence d'un certain nombre de caillots dans le système veineux et dans le ventricule et l'oreillette du côté droit, formés manifestement pendant la vie par la causticité de la solution de chloral.

Déjà, le 1er juillet 1873, était entré à l'hôpital *Saint-André* de Bordeaux, un malade atteint d'une plaie pénétrante de l'aisselle.

Traité par le pansement ouaté, il est pris le huitième jour, au moment où les accidents locaux s'amélioraient, de trismus et de spasmes violents qu'on cherche à arrêter par une injection intraveineuse poussée avec lenteur, les accidents se suspendent complétement et immédiatement, mais reparaissent le soir et la mort survient cinquante-cinq heures après le début de la maladie.

Dans la *Lancet* de 1873 (19 oct.), on voit le Dr Hornby associer une goutte de nicotine à 30 grains de chloral toutes les 4 heures (au début de la maladie), chez un homme de quarante ans; le tétanos avait menacé les jours de son malade 5 mois après la date de la lésion traumatique, fracture de cuisse compliquée.

Chez M. Benjamin Anger, autre cas de tétanos survenu après l'extirpation d'une tumeur adénoïde du sein, pratiquée sur une jeune femme, le 4 juin 1873.

Après une hémorrhagie consécutive, facilement arrêtée par l'eau froide, et un érysipèle de peu d'intensité, la malade se remet, mais le 19, survient un trismus auquel on ne prête pas d'abord attention, la malade étant très hystérique, et qui fait place à un tétanos violent. On administre tout d'abord du chloral et de l'opium, qu'on est obligé de suspendre à cause de vomissements incessants; le 21, le 22 et le 23, les convulsions reviennent par accès malgré des injections de morphine, et le 24, le malade meurt dans une suprême crise, le quatrième jour de la maladie.

Dans cette observation que nous devons à notre collègue le docteur Bousquet, le traitement, on le voit, a loin d'avoir été conduit comme nous le voyons dans les cas de guérison par l'hydrate de chloral; nous l'avons signalé cependant afin de faire une statistique consciencieuse, si nous pouvons nous exprimer ainsi.

Nous pourrions dans le même but rapporter le cas suivant qui n'a guère d'intérêt, le malade n'ayant pris qu'une fois du chloral, nous n'en dirons que deux mots :

Dans la clinique médicale de l'Université de *Budapest*, entre une femme atteinte de tétanos à la suite d'une chute sur le coude. Le chloral administré huit jours après le début des accidents amène un peu de sommolence, mais déjà la malade était affaiblie et le jour même elle succomba dans un collapsus analogue à celui que nous avons déjà eu à noter plusieurs fois dans le cours de ces observations.

Revenant à des faits plus intéressants à notre point de vue. nous lisons dans le *Journal de Dublin* (juin 1874), le rapport d'un cas de tétanos survenu après une fausse couche, suite d'effort, dans la pratique de M. A. Hayd.

Vers le 6e jour, les accidents débutèrent par une tendance aux syncopes, avec difficulté de la déglutition, mais sans opisthotonos, bien que le trismus fût assez intense. Le chloral administré toutes les quatre heures en potions dut bientôt être donné en lavements, les crises s'opposant à la déglutition ; le chloral ne produisit qu'une seule fois un sommeil très-court ; malgré les inhalations simultanées de chloroforme, la rigidité se maintint et le malade mourut d'asphyxie au moment où le spasme arrivé à son apogée cessait d'une façon absolue.

Quelques mois plus tard (12 septembre) un jeune maçon mourait à l'hôpital de Londres, d'accidents tétaniques survenus à la suite d'une écorchure au doigt :

Le bromure de potassium administré à doses massives ne produisit aucune amélioration, le chloral fut alors, mais sans plus de succès, donné à la dose de vingt grains toutes les trois heures, le malade mourait quatre jours après son entrée à l'hôpital, les spasmes ne lui laissant aucune rémission.

Le 26 février 1876 accouchait pour la première fuis une femme de 24 ans, prise subitement de spasmes tétaniques le onzième jour après un accouchement régulier, sans lésion appréciable des organes génitaux, sans symptômes.

Malgré des injections répétées de chloral, la malade présente une aggravation des accidents, les attaques deviennent subintrantes et la mort survient deux heures après le début des accidents. M. Macdonald rattache ce cas à une forme de tétanos puerpéral bien distincte de l'éclampsie. On a trouvé à l'autopsie des foyers d'apoplexie capillaire multiples dans les deux corps striés avec hémorrhagie dans les ventricules latéraux; des caillots denses et adhérents dans les veines de Galien et dans le sinus droit étaient la cause manifeste des accès tétaniques, le chloral ne pouvait donc agir.

Le 9 janvier de cette même année à l'hôpital du Val-de-Grâce, M. le professeur *Gaujot* rapportait un insuccès, dans un cas de tétanos survenu à la suite d'un écrasement du coude avec plaie pénétrante articulaire. Glace; 8e jour léger trismus. T. de 39° à 40°. Erysipèle; asphyxie, résolution musculaire. Mort le 20 janvier. Malgré l'absence première de lésion de sensibilité et de mouvement, on trouva une névrite des nerfs médian et radial dans la plaie.

Tétanos à la suite d'un avortement, publié par Boyd.

Le *Dublin*, journal de juin (1874 Liv. VII, p. 583) rapportait ce cas :

Une femme chétive et anémique, après des efforts longs et douloureux, avorta au troisième mois de sa grossesse; petite hémorrhagie; on ne peut s'assurer de l'expulsion complète. Etat assez satisfaisant pendant six jours; le septième, après une nuit agitée, la malade fut prise de vomissements et de syncope; pouls petit, fréquent, déglutition très-difficile, sensation d'étranglement, trismus. On donna : bouillon, vin, 1 gr. 50 chloral toutes les quatre heures, sommeil. La nuit suivante, opisthotonos. Les lombes ne sont pas prises. Lavements de chloral (2 gr. 10) toutes les quatre heures. Tentatives inutiles d'exploration utérine. La malade est toujours plongée dans la stupeur, la face et le cou non contracturés. Accès cloniques. On porte le chloral à un drachme, inhalation de chloroforme. Respiration normale. P. 140. Cet état dura pendant six jours, au bout desquels la malade mourut épuisée, dans le coma, avec une congestion pulmonaire.

Nous ne ferons que citer le cas de Blachez :

Traitement par les ventouses scarifiées dorsales et les pulvérisations d'éther, très-peu de chloral. Marguerite, blanchisseuse, accouchée 8 mars 1874; 17, trismus; le tétanos, l'asphyxie et la température montent jusqu'à la mort, le 24 (thèse Lardier).

La même année, Labbée, à la Société de chirurgie, rendait compte, le 1er avril 1874, de l'inutilité qu'avaient présentée entre ses mains les injections intraveineuses de chloral.

Un homme de 29 ans s'était réveillé les pieds engourdis et insensibles, des plaies y survinrent. Un mois après, 17 mars, tétanos généralisé, dyspnée. Injection, 10 gr. chloral dans les veines. Le 18, doux sommeil. Le tétanos augmente de violence jusqu'à la mort, le 19, à 6 h. 40 soir.

A cette longue liste d'insuccès nous ajouterons encore trois cas de tétanos vainement traités par le choral par M. Verneuil. (Voir *la Gazette hebdomadaire*, nos 23 et 24, 1876.)

La première a trait à un maçon atteint de granulie aiguë, ayant eu une congélation profonde des deux pieds; un traitement immédiat par pansement ouaté amène rapidement la cessation des douleurs; cependant la fièvre ne diminue pas, 40°; le 23 février, cinq jours après son admission à l'hôpital, le malade se plaint d'élancement dans les jambes et le soir, on constata du trismus, de la dysphagie et de la contracture des muscles de la nuque ; en même temps la température tombe à 37° 4 ; on pratique immédiatement des injections de morphine, on administre du chloral à hautes doses, mais la mort survient à cinq heures du soir.

Le deuxième malade est un jeune garçon de 15 ans atteint d'une plaie par écrasement de la main avec arrachement complet du médius qu'on panse par un bandage ouaté ; le dixième jour, le tétanos se déclare, mais avec une température peu élevé, 37° 6 ; le chloral ayant déterminé des crampes du pharynx, on l'administre par le rectum (4 grammes), on obtient ainsi un peu de calme, mais au moment ou l'on change le pansement, les accidents reprenant plus intenses, on pratique une injection morphinée ; le lendemain, 28 février, les crises se renouvellent à plusieurs reprises, puis subitement survient un calme de mauvais augure avec pâleur excessive, respiration brève et saccadée, et sans aucun phénomène convulsif, l'enfant meurt au bout d'une demi-heure.

Le dernier cas publié par M. Verneuil est celui d'une fracture compliquée de l'articulation tibio-tarsienne gauche. Réduction. Pansement ouaté ; tétanos au 7e jours ; pneumonie ; mort.

M. Z. était robuste, excellente santé, en tombant d'une échelle il se brise les deux malléoles, large plaie, luxation. Vives douleurs, soubresauts dans le membre le mardi. Dimanche matin, trismus, dysphagie, raideur du cou légère. Potion chloral, etc. sueurs abondantes. L'état empire, coma avec huit grammes. Respiration diaphragmatique, le phénomène le plus incommode consiste dans des efforts répétés de sputation pour expulser une salive spumeuse trop épaisse sans doute pour être déglutie. Jeudi l'état empire, opisthotonos, toux fréquentes, provoquant des accès de suffocation, la température montait toujours. Soulagement momentané par les courants continus. Vendredi matin, 30 respir. P. 132. Temp. 40.

On peut se demander, en lisant cette observation, s'il n'y aurait pas eu quelque lésion cérébrale ; les recherches de M. Ollivier, une observation de M. Liouville, les recherches de MM. Brown-Séquard et Nothnagel (1) et Charcot, relative aux troubles pulmonaires, souvent mortelles, consécutives aux lésions cérébrales, autorisent cette supposition (2).

Terminons cette longue liste de cas malheureux par une observation qui date du 11 mars.

Le 11 mars dernier, nous avons vu le nommé Noël Pierre (60 ans) entrer à l'Hôtel-Dieu dans le service de Béhier; il était atteint de tétanos; il porte à la jambe droite un ulcère depuis 2 ans et raconte que, le 27 février, il avait fait une longue course à la pluie, avait bu pour se réchauffer et était resté couché sur le carreau, la fenêtre ouverte toute la nuit; le 3 mars seulement, il avait ressenti de fortes douleurs d'épaules et un léger trismus; il s'était même arraché une dent qu'il croyait cause de ces accidents; le 5, il ne pouvait déjà plus ouvrir les mâchoires et on l'alimentait par une ouverture résultant de l'absence de deux dents. Il est en proie à des spasmes dans l'intervalle desquels il ne paraît pas éprouver de douleur, on fait prendre un bain au sortir duquel survient une crise violente; 6 gr. de chloral n'amènent pas une grande amélioration; le 13, le 14, le 15, l'état général du malade s'aggrave progressivement, les spasmes sont très-violents, les pupilles contractées; le soir, la température qui avait oscillé entre 37 et 38° s'élève à 40°, le malade ne peut avaler qu'une partie de sa potion. Le 16, l'affaiblissement est très-considérable, la température est 38°9 le matin et 38°5 le soir; le lendemain, la respiration s'embarrasse par rigidité des muscles intercostaux, température 39°2, et le 18, le malade succombe avec une température de 40°, qui paraît bien due à une complication inflammatoire.

Par conséquent ce n'est pas à l'insuffisance du traitement par le chloral seulement qu'il faut attribuer la mort, mais à la présence concomitante d'une affection sérieuse.

(1) Nothnagel, Lungenhemorrhagie nach Hirnverletzung (Cenralblatt für die med. Wissenschaft, N° 14, 1874.

Voir la thèse intéressante de notre collègue, le docteur Navarre. Paris, 1876.

A un moment cet homme nous présenta une forme de tétanos décrite vaguement sous le nom de tétanos généralisé par certains auteurs; c'est cette variété dans laquelle les muscles antérieurs et postérieurs du corps entier étant également contracturés, le sujet reste droit, immobile, se soulevant tout entier comme une statue sur les anciens tombeaux, lorsque l'on veut lui soulever la tête ou le tronc. M. le baron H. Larrey, qui en a vu un cas très-curieux au siége d'Anvers, propose, avec raison, de nommer cette forme *orthotonos.* Ce mot, en effet, manque dans la nomenclature du tétanos; à côté des formes d'opisthonos, d'emprosthotonos et de pleurosthotonos que l'on rencontre le plus fréquemment, nous avons vu dans le cours de nos recherches trois cas où ce mot s'impose pour ainsi dire et aurait évité bien des phrases. Aussi nous étonnons-nous qu'il n'ait pas encore été adopté.

CAS DE GUÉRISON PAR LE CHLORAL.

Après avoir parcouru le côté défavorable de la question, nous allons aborder l'étude des faits qui plaident en sa faveur; nous les rapporterons avec peu de détails, indiquant les ouvrages dans lesquels ils sont relatés. Le lecteur pourra facilement remonter aux sources, et nous lui éviterons ainsi l'ennui des redites inévitablement liées à des faits de même nature énumérés à la suite les uns des autres.

La plupart des premières observations ont été déjà publiées plusieurs fois, soit dans les journaux, soit dans les thèses, depuis quelques années. La première surtout, celle que communiqua M. le professeur Verneuil à la Société de chirurgie le 23 mars 1870. C'est elle qui commence, en France, la vulgarisation du médicament nouveau dont notre savant maître se fit le défenseur.

« Il s'agissait d'un homme de 20 ans, journalier, entré à Lariboisière le 29 janvier 1870. Quinze jours auparavant il avait eu le doigt écrasé dans une porte; huit jours ensuite trismus léger; le 25, plus violent; le 29, sudation, opium; la température était 37°' 6. Le 30 et le 31, le brom. de potassium et les injections de chlorhydrate de morphine n'empêchent pas la contracture d'augmenter, 37°'9.

1er février, douleurs inguinales, 6 grammes chloral, repos, variations dans l'état du sujet; 4 février, douleur épigastrique constipation continue; 7 février, l'état empire, 10 grammes de chloral; 8 et 9 février, beaucoup de mieux, on diminue les doses; 19, rechute complète, 10 grammes de chloral T. 38; le 20 février, mieux; le 25, rechute, le 26 l'amélioration devient sensible et la guérison est complète le 10 mars. »

M. Verneuil disait, en parlant de cette observation : Dans tout le cours du traitement il y eut trois rechutes qui coïncidèrent chacune avec la suspension momentanée du chloral. Nous n'avons eu aucun accident imputable à ce médicament, si ce n'est peut-être un sentiment de pesanteur abdominale vers la 5e jour. Il était dû certainement à la constipation, qui durait depuis plusieurs jours. Un purgatif le fit disparaître. Il est à noter que c'est le matin, au moment le plus éloigné de l'administration du chloral, que le malade accusait les plus vives douleurs. De suite après la prise de la potion, le calme survenait et se prolongeait ainsi jusqu'après minuit.

M. Verneuil avait publié lui-même cette observation

sous le titre de « Tétanos chronique guéri par le chloral. » C'est là un des principaux arguments de M. le professeur Lefort, pour proclamer que le tétanos aigu, le vrai, le seul, n'a rien de commun avec le tétanos chronique et que les guérisons obtenues par le chloral auraient été obtenues par tout autre moyen. Le tétanos, il est vrai, est une maladie qui a guéri par tous les moyens et qui a résisté à tous les moyens employés contre elle ; mais est-on en droit de dire que, dans ce cas, le chloral n'a pas eu d'action sérieuse? Ce serait nier l'exposé des rechutes survenues après la diminution des doses dans ce cas comme dans beaucoup d'autres.

Quelques jours à peine se passent, et M. Dufour de Lausanne faisait connaitreun nouveau cas de guérison par le même médicament.

« L'explosion d'une mine avait produit des blessures multiples sur un homme de 26 ans entré à l'hôpital de Lausanne le 16 mars. Tout allait bien quand le 24 survient un peu de dysphagie; le, 25, trismus très-prononcé, flexion des doigts à la main gauche, 12 grammes chloral, amélioration jusqu'au soir. Le tétanos se généralise; le 30, 16 grammes, l'affaiblissement du malade fait prescrire le 4 avril, 2 GR. DE MORPHINE, mais le 7 les crampes et l'hyperesthésie étant devenues plus fortes, on revient au chloral le 13; le 15, amélioration; guérison complète le 20. »

On a pu comparer ici l'action de la morphine et du chloral. Le chloral semble préférable, cependant comme le fit remarquer M. Verneuil lui-même, à propos de l'observation de M. Lefort (observ. de J. Franctier, 34, Mort), le chloral semblait avoir eu peu d'efficacité pour faire cesser la contracture des muscles respirateurs. Aussi, tout en ayant recours au chloral, voulait-il que l'on se servît de l'électricité ou de tout autre moyen propre à détendre les muscles et de prévenir ainsi l'asphyxie, qui tue les malades. C'est ce que firent MM. Dubreuil, Lavaux et Onimus pour un blessé dont ils obtinrent la guérison complète à l'aide du chloral et des courants continus.

Le 3 mars, M. Dubreuil fut appelé par M. Lavaux pour un malade atteint de tétanos. Cet homme avait eu la main gauche entamée le 16 février par une scie circulaire; le 26 février seulement trismus et douleurs dorsales. Brom. de potassium, extrait de belladone; 3 mars, généralisation du tét. respiration diaphragmatique, p. 120, 6 grammes chloral. M. Onimus applique simultanément les courants continus descendants (pile au sulfate de mercure). Le chloral fait diminuer le nombre des pulsations et céder la contracture. La détente complète qu'amenaient les courants ne duraient que pendant leur application. L'amélioration rapidement obtenue persiste jusqu'au 12 mars. On cesse le 9 l'électricité; le 12, le chloral, le soir même, contracture, spasme, syncope, asphyxie ; heureusement M. Lavaux put appliquer immédiatement les courants continus, ils firent battre le cœur, revenir la respiration, se détendre les muscles ; jusqu'au 10 mars, le chloral (8 gr. par jour) maintient le malade dans un état relativement satisfaisant; il vient à manquer : la contracture reparaît et se généralise; le 19, 16 grammes chloral en 24 heures, électricité, 20 mars, la contracture diminue et disparaît le 30. »

N'est-on pas heureux lorsque l'on croit à l'action d'un médicament d'avoir de semblables expériences cliniques à présenter; sans doute le malade serait probablement mort sans l'électricité, mais le chloral agit lui, d'une façon continue puisque la contracture a disparu ou reparu suivant qu'on le donnait ou le supprimait.

Déjà on ne peut plus nier l'action bienfaisante du chloral; mais pour en obtenir les meilleurs effets il faut l'administrer dès les premiers spasmes et à des doses considérables. M. Verneuil avait déjà établi ce point; M. Bertrand l'avait aussi montré à la Société de médecine d'Elbeuf.

Le 30 avril 1869, il avait ordonné 4 grammes de chloral à une femme de 28 ans, maigre, nerveuse, prise de trismus violent quelques heures après s'être piquée avec un serpillon à la jambe droite. 2 Mai, rigidité générale, grand bain, 6 grammes un peu de mieux; du 2 au 7, même état. Le 8, aggravation malgré les dernières doses du chloral à 8 grammes. Le 8, 12 grammes, bain jusqu'au 22, 12 grammes, améliorat. progressive; jusqu'au 26 on diminue les doses jusqu'à 3 grammes, les spasmes se montrant de plus en plus rares; 5 juin, guérison complète.

Pour être moins éclatant, ce succès n'en était pas moins encourageant.

L'Angleterre, car les observations de Edward B. Denton de Leicester et de Waren Tay sont contemporaines de celles de M. Verneuil, marchait dans la même voie que nous.

Le 21 février, M. Denton employait le sirop du chloral après avoir eu recours inutilement à la morphine et au chloroforme.

G. B. âgé de 18 ans, était tombé d'une charrette le 31 janvier. Le 16, on constate du trismus et de l'opisthot. très-marqué ayant commencé le 10 février, 21 février, amélioration qui permet de continuer le brom. de pot et la belladone ordonnés depuis le 18; au 27 février commence la convalescence, le brom. de fer et le chloral complètent la guérison (14 Mars).

Nous avons cru devoir attribuer cette guérison au chloral, car la morphine et la belladone avaient échoué; le bromure de potassium et la belladone étaient donnés depuis le 16, et ce ne fut que le 18, après l'administration du chloral, que survint une amélioration qui ne se démentit pas dans la suite.

Cinq mois après, Ballantyne publiait un autre succès.

Un homme robuste de 34 ans s'était enfoncé, le 18 avril, une épine à la base de l'ongle (pouce gauche). 4 mai, symptômes tétaniques; le 12 mai, raideur opisthotonique sans dysphagie, sueurs profuses, douleurs cardiaques, respiration basse, irrégulière insomnie. 13 mai, 8 à 10 grammes chloral par jour; la rigidité persiste, mais le malade s'endort. Il se réveille avec 12 pulsat. et 2 degrés de moins, sans sueurs, ni douleurs. Le chloral dont l'action estcontinuée et surveillée, à desdoses graduellesamène une amélioration qui permet au malade de manger. 26 juin, jour de sa guérison complète (Le vingt-deuxième jour, 190 grammes de chloral avaient été administrés.

Une écharde de bois ayant occasionné un panaris suppuré suivi d'un phlegmon du bras et de l'avant bras fournit à Spencer Watson un nouvel exemple de guérison fort intéressant et instructif.

La malade, âgée de 41 ans, se blessa le premier juin, elle entra à l'hôpital Great Northen le 22 juin avec du Trismus.

Nous empruntons à M. Peltier le résumé de l'observation.

L'hydrate de chloral fut administré à des intervalles de 4, 6, et 8 h., à des doses variant de 30 à 60 grains. Une ou deux fois, comme le coma paraissait être une contre-indication, on ne donna pas le médicament, mais l'agitation, la lividité de la face, et en outre un peu d'opisthotonos étant survenus durant ces suspensions, de fortes doses de chloral furent données et ces symptômes se calmèrent. Les intestins n'agirent qu'après l'administration plusieurs fois répétée d'huile de croton. Le pouls varia de 70 à 120 et la température de 37,5 ne s'éleva pas à plus de 38 centigrades.

Le 18, le trismus cessa pour ne plus reparaître et la malade ne resta à l'hôpital que pour sa faiblesse et des douleurs hystériques.

Cette année 1870 fournit encore de nouveaux cas.

Celui de Guérin, dans lequel le tétanos céda graduellement avec une régularité rare, après une rechute due à la diminution trop rapide de la dose de chloral.

Le malade avait 44 ans, était entré le premier juillet 1870, à Saint-Louis, avec un trismus très-prononcé survenu peu à peu pendant 9 jours à la suite d'uue petite plaie au talon gauche. Le lendemain l'opisthotonos était très-marqué. Les muscles abdominaux étaient très-contractés. Chloral, quatre grammes. Du 4 au 9 juillet, 8 grammes de chloral par jour, 10 juillet moins de trismus; 16 juillet amélioration très-notable, on diminue le chloral. 18, Trismus violent, Opisthotonos; chloral 10 grammes. 20 juillet, beaucoup de mieux; 10 grammes. 24 juillet, guérison.

M. Verneuil signalait bientôt un nouveau succès obtenu par lui à Lariboisière.

Le malade âgé de 45 ans avait été apporté le 16 au soir atteint de trismus. Il s'était blessé en soulevant une pièce de bois, 17 juillet, raideur général. Douleurs, spasmes, temp. 38°. 12 grammes de chloral par dose de 1 gramme 50. 18 amélioration 12 grammes 38, 4, le 19, délire la nuit; 38, 2. Il ne reste que la contracture des muscles abdominaux, 4 grammes chloral seulement. Aussi dès le lendemain, comme nous l'avons déjà vu dans plusieurs cas, la raideur des membres inférieurs reparaît. T. 37, 8. Chloral 8 grammes, 24 juillet, les manifestations du tétanos diminuent, on a baissé chaque jour d'un gramme la dose de chloral, après l'avoir d'abord augmmentée.

Nous arrivons maintenant à la période de guerre où se reproduisent les conditions qui ont fourni aux médecins militaires tant de cas de tétanos rapportés dans les thèses de 1791 à 1816, ou les écrits des principaux chirurgiens de cette période.

Le nombre des succès devient relativement beaucoup moindre; mais c'était un médicament encore nouveau, que l'on essayait dans les cas que nous allons reproduire, et peut-être ne l'a-t-on pas utilisé aussi bien qu'on le ferait aujourd'hui en pareille circonstance.

M. Boinet est le plus heureux : il sauve deux malades sur trois.

Le tétanos s'était montré de 8 à 10 jours après la blessure, les projectiles avaient été extraits. L'un avait été atteint d'une balle à la main ; il succombe. Le 2e portait une balle ayant pénétré profondément dans la cuisse. Le 3e, un éclat d'obus, mêmes régions. On ne dépassa pas la dose de 8 grammes.

Malgré M. Després, un de ses aides traite un tétanique par le chloral et obtient ainsi l'un des deux seuls cas de guérison obtenus par Després dans six cas de tétanos lié à une blessure légère; le chloral cependant avait été administré tardivement.

Destival, étudiant en médecine, blessé par un éclat d'obus qui lui enleva le tendon d'Achille, fut pris du tétanos le 18e jour de sa blessure; huit jours après, contractures intermittentes des muscles thoraciques, douleurs continues à la pression, diaphragme idem. Trismus, insomnie continue; emploi infructueux, pendant plusieurs jours, de chloral, à la dose de 8 grammes, plus opium et acétate d'ammoniaque; la dose est portée de 6 à 10 grammes par jour. Amélioration, on diminue la dose. Délire, que le chloral, à plus fortes doses fit cesser; quelques jours après, guérison.

Guéniot, chez un soldat blessé à l'avant-bras droit le 2 déc., employa avec succès le chloral.

La morphine en injections n'avait procuré que du sommeil, sans autre amélioration. Insomnie et soubresauts musculaires du membre au 11e jour de la lésion; le 14e jour le tétanos se déclara. Alors administration de 2 grammes de chloral; le trismus persista légèrement. Au 23 décembre, même état; au traitement de

M. Danvé, M. Guéniot substitua 4 grammes de chloral; amélioration. 14 janvier, guérison.

Au docteur Bonnefon nous emprunterons quatre autres cas de guérison.

I. Un soldat du 9e bataillon de marche, balle à la main gauche le 25 décembre; il sortit de l'hôpital, complétement guéri du tétanos consécutif à sa blessure, le 19 avril 1871.

Cette observation recueillie à l'hôpital de Longwy (Moselle) est probante en ce que la maladie s'était présentée avec une marche très-rapide qui inspirait les craintes les plus sérieuses, Tous les membres étaient envahis, le traitement énergiquement conduit et soutenu en raya la complication.

II. Le docteur Fluteau, A.-M. au Val-de-Grâce, a fourni l'observation d'un zouave (3e régiment), blessé à Billancourt.

III. Le 3e est le cas de Béchaud, hussard au 1er régiment, blessé le 1er septembre, à Sedan.

IV. Le 4e cas est relatif à un soldat du 99e de ligne, blessé à Fröschwiller.

A l'ambulance Saint-Germain-l'Auxerrois, M. le professeur Gosselin guérissait deux tétaniques.

Il administra jusqu'à dix-huit grammes par jour.

Clément, du 114e de ligne, avait été blessé le 30 novembre 1870, à Champigny : 3 plaies à la hanche gauche. 4 décembre extirpation d'un morceau de mitraille de 60 grammes; état général satisfaisant. Le 12 décembre, léger trismus; le 13, 6 gramme, de chloral; le 14, crampes dans les jambes, dysphagie, 8 grammes; le 15, la nuque se prend, 18 grammes; le 16, même état, sommeil continu. Jusqu'au 19, état stationnaire, le malade étant hypnotisé; on ne donne que 7 grammes. Du 20 au 28, légères alternatives de mieux et de pis; de 10 à 4 grammes; du 30 décembre au 7 janvier, le trismus, qui subsistait seul, disparaît; le 8 et le 9, le malade se lève et prend 1gr,5 de chloral. 10, guérison. 22 février 1871, les plaies sont cicatrisées, le malade a recouvré toutes ses forces; il a absorbé 155 grammes de chloral.

Le savant professeur a, comme on le voit, admirablement conduit le traitement, dès les premiers symptômes, administrant le médicament, élèvant sa dose au chiffre nécessaire, ne la supprimant que peu à peu ; nous aurions peut-être de plus nombreux succès à enregistrer si tous les médecins avaient ainsi veillé à la thérapeutique du tétanos.

Nous n'avons pu nous procurer la deuxième observation.

C'est encore dans cette periode désastreuse qu'Édouard Graf, par le chloral auquel il associait les injections de morphine, sauvait un soldat à l'ambulance volante de usseldorf, fracture comminutive de la rotule.

Le 13 juin 1870, Watson allait avoir à enregistrer une nouvelle guérison :

Une femme hystérique âgée de quarante et un ans, était atteinte de tétanos à la suite d'un phlegmon du bras et de l'avant-bras, résultat d'une épine enfoncée sous un ongle. Le 13, douleur à la mâchoire, côté droit, baillements; le 19, apparition du trismus et de la dysphagie des solides. On administre 30 grains de chloral toutes les quatre heures, qu'on porta à 60 grains toutes les six heures, tout en pratiquant des frictions à l'extrait d'opium sur le cou. P. 120. Constipation opiniâtre, combattue par l'huile de croton. Le 8 juillet, on cesse le chloral. La malade est prise d'agitation et de délire assez intense pour nécessiter la camisole de force. On administre du chloral, les accidents disparaissent. On cesse le traitement le 10, le trismus et un peu d'opithostonos se reproduisent; le 18, le trismus cesse pour ne plus reparaître, et la malade ne resta à l'hôpital que pour sa faiblesse et des douleurs hystériques. L'administration du chloral combattait la tem-

pérature fébrile qui, grâce à lui, ne monta pas plus haut que 38°,6.
A Birkett, on voyait entrer un malade à Guys hospital atteint de tétanos à la suite d'un abcès du pied. On lui donne, le troisième jour de la maladie, 30 grains de chloral toutes les quatre heures; l'éta général ne paraît pas s'améliorer, les spasmes sont fréquents, les sueurs profuses, la langue est rouge et l'abcès prend une teinte livide; on administre, outre le chloral, 1 grain d'opium par deux heures. On reprend l'usage du chloral, 25 grains; finalement, le malade s'endort et se réveille le lendemain dans un bien meilleur état. Après de nombreuses intermittences, on put cesser le traitement le quarante et unième jour de la maladie.

Mais l'on avait pas encore publié tous les cas que nous venons de résumer, les cas de mort étaient bien plus nombreux. Aussi M. le baron Larrey avait-il alors le droit de conclure en 1871 que le tétanos n'avait pas offert un contingent de mortalité moindre depuis qu'on employait le chloral. M. Giraldès venait corroborer cette opinion, en apportant un nouveau contingent de cinq cas mortels.

A ce moment même l'étranger nous avait fourni d'heureux exemples et bientôt le nombre des succès augmentait.

En quatorze jours, nous voyons guérir un enfant de 13 ans. Un morceau de bois tranchant lui avait fait à la cuisse gauche une plaie qui cicatrisa. Une épine y était restée; au dixième jour, le tétanos apparut. Une incision dégagea l'épine, 24 doses de 90 centigr. suffirent à la guérison.

Jaccoud, lors de la publication de sa Pathologie interne, avait déjà guéri deux cas de tétanos survenus à la suite d'un refroidissement.

En août 1872, Duplay guérit le nommé David, mégissier, de 38 ans, dans l'espace de vingt-quatre jours, d'un tétanos dans lequel l'asphyxie était menaçante.

Cet homme, fort, mais rhumatisant, portait à la malléole droite un petit ulcère. Le 19 août trismus léger; le 12, refroidissement; le 13 tétanos généralisé, chlor. de morphine, 14 et 15, mieux; 16, rechute de tétanos, T. 40.6 grammes chloral morphine; le 7, 38°, 17 10 grammes chloral; après quelques alternatives la convalescence commence le 21; au 4 septembre le malade garde encore un peu de contract dans les muscles droits de l'abdomen; 17, guérison.

Nous résumerons l'histoire de la malade soignée par le Dr G. Sargenti, et publiée par lui sous le titre : Convulsions épileptiformes par helmenthiases. Tétanos traumatique. Guérison par le chloral.

Le 5 juillet 1872, je trouvai Victoria Vomilo, 8 ans, en proie à des convulsions épileptiformes. Celles-ci ne pouvant provenir que de la présence de lombrics dans le tube intestinal, j'ordonai de la santonine, un purgatif et un collutoire astringent pour hâter la cicatrisation de la langue qu'elle s'était mordue; dans la nuit, les convulsions se renouvelèrent; la langue était extrêmement enflée, d'où gonflement des ganglions sous maxillaires. Pendant son sommeil l'enfant rendit une dizaine de lombrics par la bouche. Le lendemain nouvelle dose de santonine, même effet le lendemain; la langue était normale, la malade se leva n'ayant plus de convulsions. En voulant examiner la langue je m'aperçus que Vomilo ne pouvait ouvrir complétement la bouche, ce que j'attribuaiau gonflement des glandes sous-maxillaires, et parotide. Dans la soirée trismus complet, P. 120, T. 36. Dyspnée légère, rigidité des sterno cleido mast. et des parois du ventre. Je pensai d'abord que le tétanos dépendait de la blessure faite à la langue. Mais l'enfant portait sans l'avoir remarquée au pied une phlyctène purulente, j'en tirai une petite épine; 4 grammes chloral, bain chaud; le lendemain, trismus, opisthotonos, hyperesthésie excessive, spasmes violents; ; 3 bains, chloral, opisthotonos complet; le 10, même traitement, amélioration; le 12, P. 100, il ne reste que la contracture des muscles du ventre et du mollet; le 14, débacle à la suite d'un purgatif, incontinence d'urine et des fèces pendant 12 jours, rigidité légère des membres inférieurs, le 30, guérison complète.

Ce cas est intéressant par la succession rapide des convulsions épileptiformes et du tétanos ; les premières n'étaient certainement qu'une action réflexe due à la présence des lombrics dans le tube intestinal. Ces convulsions, comme le dit lui-même l'auteur, ne peuvent-elles pas avoir eu quelque influence sur le développement ultérieur du tétanos en congestionnant le cervelet et la moelle épinière?

Le docteur Sargenti ajoute :

Verga, Porta, Renesson, Dorigo, se sont servi du chloral dans le tétanos avec succès, mais à doses élevées. Dernièrement, Rota et l'auteur lui-même ont obtenu les mêmes avantages avec des doses bien inférieures.

Tuffnell publiait le 5 mars 1873 dans le Med. Press and Surgery, l'histoire d'un homme guéri par le chloroforme et le chloral.

Dans le Jahrb.-Kinderkr, juillet 1873, le docteur Ehrendorfer avait soigné pendant vingt jours une petite malade âgée d'une semaine, par 15 grains (0,70 c.) de chloral, la température la plus élevée avait été à peine 30° le neuvième jour. La grande confiance que ce médecin a dans l'influence de ce médicament convertirait les plus incrédules.

C'est encore dans la *Lancet* de 1873, le 19 octobre, que nous trouvons l'histoire du malade de Hornby.

Il s'agit là d'un homme de 40 ans qui se fit une fracture de cuisse compliquée; au cinquième mois il est pris de tétanos. Le chloral, 30 grains par dose (au commencement, une goutte de nicotine toutes les quatre heures), sauva le malade.

Johnson publiait le succès qu'il avait obtenu in Transactions of the clin. Society,en 1873.

Il s'agissait d'un ouvrier vigoureux, qui s'était blessé à la joue gauche. Un petit caillou était demeuré dans la plaie; la cicatrice douloureuse fit naître une attaque d'épilepsie, dont il était guéri depuis 12 ans. Le 9e jour, trismus, paralysie du facial (?); le 10e jour, entrée à l'hôpital, extraction du corps étranger de la grosseur d'un grain de blé. 2 fois par jour, 1gr,20 de chloral. Guérison le 25e jour.

M. le professeur Gubler, après avoir étudié l'action physiologique du chloral, contribuait encore à son étude en publiant dans son journal deux observations de guérison tirées la 1re de la pratique du docteur Basilini, (Algemeine Wiener méd. Zeit 1873 ; la seconde du London medical Record, mars 1874. C'était le 2e cas personnel dû au docteur *Coryllos* (Voir id. n° 2.)

Une femme de 40 ans, blessée au médius gauche par un éclat de bois ressentit un mois après l'accident, lorsque sa plaie était presque guérie, une douleur vive dans tout le bras ; le lendemain trismus, opisthotonos. Les crises convulsives se répétèrent jusqu'à dix fois par jour. L'opium resta infructueux. L'administration de 3,50 à 5 grammes de chloral hydraté, amena une grande amélioration et la guérison en vingt jours. 195 grammes au total.

2° Un homme de 40 ans, blessé à la tempe gauche par un roseau pointu, présenta les premiers symptômes tétaniques cinq jours après. On lui prescrit d'abord trois grammes du chloral, puis cinq et on enlève de la blessure le douzième jour le corps étranger resté sous la peau. Bientôt le malade est pris d'accès de manie; il en avait eu autrefois. On le maintint sous l'influence du chloral qui le guérit des deux affections, au bout de six semaines, après avoir pris 170 grammes de chloral et jusque 120 grains par jour..

Trois mois après la publication du docteur Coryllos, le parrain du chloral, M. le professeur Verneuil avec d'autres cas moins heureux, mais cependant fort instructifs (l'un des tétaniques mourut d'une pneumonie intercurrente contractée par imprudence), lisait une nouvelle observation de guérison à la Soc. de chir. le 10 juin 1874, celle-ci faisait partie du mémoire de M. Bourdy.

Le 29 janvier 1874, M. H,.. de 29 ans, dans une chute se fait deux plaies à la partie postérieure de la tête; pour arrêter l'hémorrhagie, il se met la nuque sous un robinet d'eau froide. Le 31, un peu de trismus et de dysphagie. 1er février, trismus manifeste, les plaies donnent peu de sang, 8 grammes d'hydrate de chloral en deux fois. Du 2 au 5, opisthonos, constip. injection chorhyd. de morph. s. cut. le 12 Ténesme vésical, constipation, malgré un purgatif, le 15 amélioration, le malade avale un peu de bouillon. Le 18, la constipation continue, dix grammes chloral, 0,02 morph. en Injection. Du 19 au 25 le tétanos diminue. Le 3 mars il a complètement disparu. Au total 228 gr. chloral et 1 gramme 82 morph. en injection s. cut.

On a administré en outre de l'eau alcaline pour favoriser la décomposition du chloral. Nous avons dit plus haut combien nous croyons cette idée erronée.

B. P., 12 ans et demi, entré le 12 août 1874 aux Enfants-Malades. Écrasement et sphacèle de la phalangette de l'index droit L'extrémité articulaire est mise à nu; pansement par occlusion; plaie bourgeonnante; le 24, 13e jour de l'accident, dysphagie sans exsudation, 38°,2, pouls 80; le 25, trismus, 38°,9, 4 grammes chloral, pouls 90; le 26, opisthotonos tétanique généralisé, 39°,4, pouls 92, 6 grammes chloral; 27, sueurs abondantes, température 40°,7, pouls 110, chloral, 12 grammes. L'état général ne s'est pas amélioré, mais le malade demande à manger; 41°,1, pouls 120; chloral, 14 grammes; 29 août, éruption cutanée confluente, généralisée, rubéolique, larmoiement, sueurs abondantes, 41°,5, pouls 126 (bouillon, tapioca); 30, amélioration sensible, 40°,9, pouls 110; amélioration jusqu'au 5 septembre; à cette date jusqu'au 11 septembre (guérison), rechute de tétanos avec tous les caractères énoncés précédemment. Même traitement.

Voila ce qu'on appelle un cas de tétanos chronique. nous ne croyons pas devoir insister sur la fausseté de cette dénomination ; s'il avait été mortel, on l'eût appelé aigu. Effectivement ce cas a présenté la plus haute gravité a raison des phénomènes convulsifs intenses, et de l'élévation considérable de la température fébrile. Le chloral à doses progressivement croissantes (4 grammes au maximum) a eu pour résultat, comme on pourra s'en convaincre en lisant le détail de l'observation, de faire disparaître les accidents convulsifs et d'abaisser la température en même temps. Ici comme d'autres cas on ne peut nier que le chloral soit la cause directe de l'amendement des phénomènes, car la suppression du médicament a eu pour résultat presque immédiat une rechute très-grave des accidents convulsifs et une fièvre aussi intense que dans la première période de la maladie.

Dans la même année 1874, la Gazette hebdomadaire (29 mai 1874) signalait l'étude du docteur And von Huttenbrenner. Cet auteur signalait un cas de guérison obtenu par lui sur un enfant ; il rapportait 2 autres observations de guérison sur 3 cas qu'il avait vu obtenir dans les mêmes conditions par le docteur Widerhofer.

Ce dernier a depuis enrichi la science de 4 autres cas de guérison.

Un de nos internes les plus distingués, M. Cartaz, recevait le 5 août, en 1874, un mécanicien de 52 ans, Proust, pour une fracture compliquée avec luxation au pied droit; résection du péronée. Appareil ouaté. La tempér. monta jusqu'à 40°. Une croisée resta ouverte la nuit.

Le lendemain au matin, le tét. était déclaré, le 19e jour. Il fut guéri en 20 jours.

Au 24, trismus ; seulement 10 gr. chloral; T. 40,2.

Le 25, 20 gr. chloral.

Le 26, la température est tombée à 37,4.

Le 27, mieux ; ivresse chloralique.

Le 28, pas de chloral, pas de tétanos. Râles fins aux deux poumons.

Le 30, pas de chloral ; trismus, opisthotonos; morphine.

Le 3 août, pleurosthotonos. Une fusée purulente n'influa pas sur la convalescence du tétanos, qui disparut complètement le 14.

M. Léon Labbé, à la Société de chirurgie, le 1er avril 1874, communiquait une observation pleine d'intérêt à ce moment.

K..., 52 ans, entre à l'hôpital Saint-André de Bordeaux, service de M. Oré, pour écrasement du médius gauche, tétanos confirmé.

Le 9 février, 5 h. soir, injection chloral (9 gr.; chloral pour 10 gr.), eau dans une veine radiale droite, sommeil, résolution musculaire, anesthésie permettant l'avulsion de l'ongle sans douleur ; à 9 h. soir, même état.

Le 10, réveil à 4 h. matin, à 9 h. la sensibilité est revenue, à 5 h. 30 soir, injection 10 gr. chloral dans une veine de l'avant-bras droit ; coma durant 8 h.

Le 11, 9 gr., idem.

Le 2 mars, M. Oré annonçait la guérison sans aucun accident.

La même année, 3 mars, le Dr François Poggini avait à observer un malade atteint de tétanos intense et généralisé à la suite d'une légère blessure au pouce. Il est à noter que, dans les premiers temps qui suivirent cet accident, il s'exposa le corps en sueur à l'action du froid.

C'est le 12° jour que commencent les accidents; les crises sont fréquentes et la respiration sérieusement compromise; ni le laudanum, ni les sangsues sur le thorax n'amènent de calme; aussi administre-t-on dès le lendemain, le 4, 2 gr. de chloral, le résultat ayant été encourageant, on renouvelle, le soir, le chloral (3 gr.) à la suite desquels l'intensité et la fréquence des crises avaient considérablement diminué.

Le 8 juin 1875, X... était atteint, au talon, d'une plaie résultant de la décharge de son fusil; vers le 18, s'était déclarée une douleur vive dans la jambe, s'étendant bientôt à la totalité du membre inférieur, le malade ne se décida à entrer à l'hôpital que le 20 juin, une hernie volumineuse qu'il portait ne pouvant être réduite.

Le 23, le tétanos est très-manifeste, soif vive, nausées, contractures généralisées avec vives douleurs, insomnie; la température se maintient entre 37°6 et 38°.

On pratique de suite des injections intra-veineuses de chloral, qui sont continuées sans interruption jusqu'au 26; 56 gr. de chloral ont été ainsi injectés; peu à peu les accidents se sont amendés, et le malade a quitté l'hôpital complètement guéri.

Ce fait, que nous empruntons à la clinique chir. du professeur J. L. Alarco, est rapporté dans la *Gazette médicale* de Lima du 15 juillet dernier. Le Dr Alarco réclame à tort la priorité du traitement par les injections intra-veineuses de chloral.

Le *British médical, Journal* de 1875 rapportait une nouvelle observation. Bien que le camphre, la belladone, l'iodure de potasse, etc., aient été administrés avant et pendant le traitement au chloral, il nous paraît juste de compter ce cas au nombre des guérisons attribuables au chloral; à doses répétées trop souvent, en effet, tous ces médicaments associés ici au chloral ont échoué dans le trait. du tétanos.

« C'est un cas de tétanos survenu 28 jours après une blessure « et traité par de fréquentes doses de chloral ; la guérison a été « obtenue assez rapidement, nous ne rapportons ici aucun détail « de cette observation, le malade ayant été traité concurrem- « ment par *plusieurs* autres médicaments, par le docteur *Edw.* « *Stephens.*

Le 25 septembre 1874, Crouzet, 65 ans, cultivateur à Falguières (Tarn-et-Garonne), s'exposait à un refroidissement, et deux jours après éprouva une raideur tétanique dans les muscles élévateurs de la mâchoire inférieure.

Cinq sangsues de chaque côté de la région temporo-maxillaire, potion antispasmodique avec 10 gouttes de laudanum.

-Le 3 octobre 1874, le tét. se déclare d'une manière évidente, trismus réel, raideur générale, opisthotonos ; alterner la potion avec une autre de 4 gr. chloral, frictions belladonées le long de la colonne dorsale.

Le 4 oct., même état, 4 gr. chloral en potion, 2 en lavement.

Le 6, grande amélioration, 4 gr. de chloral seulement.

Le 7, raideur reparue, fatigué des potions, le malade les avait supprimées depuis 24 h. Même traitement que le 4 : 6 g. chloral, antispamodiques et laudanum 10 gouttes.

Le 9, grande amélioration, 4 gr. chloral.

Le 12, bon état général, 3 gr. chloral.

Le 13, 2 gr.

Le 14, 4 gr.

Le 16, Pas de chloral ; le 17, 1 gr. chloral, dernier jour du traitement. Crouzet jouit maintenant d'une parfaite santé.

Le chloral a amélioré les accidents tétaniques; ceux-ci se sont reproduits dès qu'on l'a cessé. Enfin, ils ont été améliorés de nouveau, puis guéris par l'emploi du chloral.

Le Dr Bournet a publié cette observation dans l'*Union médicale* du 27 juin 1876.

Dans le cas de M. Edw Stephens, le tétanos était survenu 28 jours après la blessure, chez un garçon de 13 ans. En coupant des racines, il se trancha le doigt presque complètement; comme la section osseuse était nette, on avait essayé la conservation du doigt (pansement par le froid).

A la Société de chirurgie, le 27 janvier 1875, on signalait encore un nouveau succès par injections hypodermiques de chloral. M. Ribell avait vu survenir ce tétanos à la suite d'une métrorrhagie avec purpura hemorragica et diphthérite vaginale.

Résumé de l'observation de tétanos traumatique guéri par G. Soncini. Injections de morphine et chloral.

A la fin d'avril 1875, Paolo Fozzi, 24 ans, sanguin et un peu faible, glissa sur le dos en descendant une échelle. Contusions, écorchures. Il en souffrit pendant six jours. Un mois se passa; après un refroidissement, il fut tout à coup saisi par des frissons et des douleurs aux lombes, s'irradiant aux membres inférieurs, intolérables aux orteils. Je crus à un rhumatisme, morphine; le lendemain, les douleurs augmentent; 0 gr. 23 codéine sans effet. Le matin du quatrième jour, opisthotonos complet, spasmes violents, thorax affaissé, respiration faible, trismus, douleur épigastrique, lombaires, irradiation aux membres inférieurs, sueurs profuses généralisées, température de la peau presque normale, pouls rare, mais régulier et soutenu; les bras restent libres. Deux injections de sulfate de morphine, 8 gr. chloral, sommeil, amélioration. Le lendemain, spasmes, même traitement. Les crises durèrent pendant dix jours, mais en diminuant et en se limitant de plus en plus.

Le dr Soncini attribue la guérison spécialement à la morphine, le chloral ayant produit des troubles gastriques. (1875. *Gazette médicale. ital. lomb.*, nº 28.

C'est la *Lancet* du 16 juin 1875, qui rapporte l'observation de Southey; il s'agit là d'un tétanos développé sans blessure extérieure, guéri en 21 jours par le chloral auquel on adjoignit le bromure de potassium et le conium.

Un employé du chemin de fer, âgé de 20 ans, musculeux est « mouillé jusqu'aux os » le 13 juin ; le 16, trismus, douleurs dans les membres, raideur dorsale. Les 17 et 18, attaque d'opisthonos, jambes et bras tétanisés, chloral. L'impression de l'air sur la peau suffit pour réveiller les spasmes, que provoquent aussi les fomentations de pavot. P. 120. Temp. 100 Fareinheit. Brom. de potassium, conium et chloral. 2 juillet, amélioration. Le 8, guérison.

Trastour communiquait ses réflexions sur le tétanos au *Journal médical de l'Ouest* (6e année), à la suite du succès qu'il avait obtenu par la morphine associée au chloral.

Un homme s'écrasa le quatrième orteil du pied droit. Au dixième jour, trismus et opisthotonos. Trastour administra 6 gr. chloral et 0,05 chlor. morphine en 24 h. par cuillerées, quand les crises étaient trop fréquentes et trop douloureuses ; guérison en 15 jours.

Dernièrement encore, le Dr Bleygnie faisait connaître dans le journal de la Société médicale de la Haute-Vienne le bon effet qu'il avait retiré du médicament nouveau.

Un homme de 40 ans, coup de hache à l'index droit, en biseau de 2 ou 3 cent. Suppuration, bon aspect ; le blessé ne souffre pas, mange et dort bien.

Il habite sur le bord d'un ruisseau qui traverse une plaine marécageuse, et, malgré le froid du mois de janvier, notre homme, grand amateur de pêche à la ligne, se livre pendant des journées entières à son délassement favori.

Vers le 12e jour après son accident, il éprouve un peu de raideur dans les masséters et les muscles du cou ; il ne s'en inquiète guère, et continue à s'exposer au froid humide.

Je le vois depuis le 28 janvier 1875. Depuis quatre jours, tr is mus complet. Raideur cervicale (région postérieure), et la plai du doigt est très-belle.

Dans un demi verre d'eau sucrée froide, 3 grammes de sulfite de chloral. Le premier tiers est avalé très-difficilement, le deuxième passe mieux, 10 minutes après, et, après 10 nouvelles minutes, le malade s'assied sur son séant, prend le verre et avale le dernier tiers sans aucune difficulté.

La même dose de 3 grammes est donnée de la même façon, toutes les 3 heures, jusqu'au lendemain. Le malade dort d'un profond sommeil après l'administration du chloral.

Au réveil, liberté presque complète des mouvements, qui ne tardent pas à disparaître.

Le 30, la dose du chloral est abaissée à 2 grammes toutes le trois heures.

Le 31, le malade, n'ayant pris qu'une dose de chloral pendant la nuit, est repris d'un trismus assez intense et de pleurosthotonos à gauche; le diaphragme est pris; respiration très-pénible Nouvelle dose de 3 grammes de chloral, qui suffit pour faire disparaître ces symptômes, avec prescription de ne donner une nouvelle dose de 3 grammes qu'au moment de la contraction. Le malade ne peut rester que six heures sans chloral, et cett dose de 3 grammes est donnée 4 fois jusqu'au lendemain.

Le 1er février, le malade me paraissant un peu cyanosé, et dans un état presque permanent de sommeil, je réduis la dose de chloral à 1 gramme 50 toutes les heures, en recommandan toutefois de la doubler, si des symptômes tétaniques se manifestaient.

Pendant les trois jours suivants, cette dose est continuée tou tes les six heures; puis, le 5 février, toutes les douze heures et enfin, pendant les derniers jours du traitement, alors que le malade ne présentait que quelques secousses, sans contracture permanente, toutes les vingt-quatre heures seulement.

Le 11 février, le malade ne présentait plus aucun symptôme tétanique, la plaie était cicatrisée, et aujourd'hui, 13 mars, la guérison ne s'est pas démentie.

Le Dr Durand (de Violay) traitait le 25 février, M. G., jeune fille de 10 ans. Une large brûlure du 2e degré, à la face dorsale du pied, mal soignée avait amené le tétanos 15 jours après l'accident.

Application d'un pansement approprié 2 lavements à l'*asa fœtida*, 5 grammes.

Le 25 et 26, amélioration après chaque dose.

Le 28, nouvelles crises, plus violentes. On augmente la proportion de chloral, dont les lavements alternent avec ceux *d'asa fœtida*.

Le 1er mars, les contractions paraissent vouloir se déplacer, elles descendent. Symptômes : crises moins fréquentes, même médication.

Le 5, les crises se déplaçent encore ; enfin, les muscles précédemment affectés sont délivrés et toutes les masses musculaires se prennent successivement par masses, par ordre, à la suite les unes des autres, depuis la nuque, pour aboutir, le 20 mars, au membre lésé. Les contractions étaient toujours douloureuses ; quelques cuillérées de bouillon et de vin sucré ont seulement pu être absorbées; l'état gastrique et la constipation disparaisssent seulement.

Le 8, sur les instances de la famille, on a essayé les injections sous-cut. de chlorhyd. de morphine, sur le trajet des nerfs appartenant aux masses musculaires affectées. Rien de saillant.

Le 15, la cicatrisation de la plaie a bien marché. Crises légères, localisées aux membres inférieurs.

Le 20, contractions faibles dans les membres lésés.

Juin ; le malade est seulement un peu faible.

Mais déjà nous avons trop parlé, le temps et la place nous manquent pour rechercher ou analyser les cas de guérison exposés par :

Thomson *Lancet*, 1870, page 920.

Verneuil (Edmond-C.) Guérison le 33e jour, chloral seul.

Nankivell.

Tapret. Thèse Gontier.

Lovergrove. Tet traum, guéri par le Chloralh. dans le *British med. Journal*, 2 novembre 1872.

Grandesso-Silvestri. *Union méd.*, 1871.

Croft. *Lancet*, t. II, 636, 2 enfants,

Franzolini. *Giornale Venete de sc. mediche*, août 1875, chloral, bains chauds, morphine.

Mash. Tet. suite d'amputation chloral et injections de morphine. *British Med. Journal*, 26 avril 1873.

Lauri. Il Raccoglitore, novembre 1874.

Meredith. *India méd. Gazette*. Calcutta, 2 mars 1874.

Sankaros. Guéri par chloroforme et chloral. Soc. Chirurgic., 3 mars 1875.

Laurens. Mars 1876. Soc. de chirurgie.

Lamare. *Union médicale*, 20 avril 1876.

Spence, qui attribue à tort, selon nous, la guérison à l'amputation de nécessité pratiquée par lui, nous croyons qu'elle doit être rapportée au chloral et à l'atropine. *Lancet*, 22 avril 1876.

Nous plaçons ici une observation que nous croyons être unique dans la littérature médicale :

Empoisonnement par la strychnine. *Guérison par le chloral*, par M. Charteris.

P. G. Boucher, 39 ans, désespéré d'avoir fait une perte d'argent, acheta, le 12 mars, chez un pharmacien, deux paquets (0,60 cent.) de poudre insecticide Gibson. Il loua ensuite une chambre et y commanda un verre de wiskey et une bouteille de ginger ale, versa le contenu des deux paquets dans un gobelet, le délaya avec ces liquides et vida soigneusement le verre. Il était onze heures trente du matin. Cela fait, il traversa la rue, entra chez un boucher voisin, se plaignant d'étourdissements, et désirant s'asseoir; aussitôt après, son malaise redoubla pendant quelques secondes. En revenant à lui, il dit ce qu'il avait fait et ne fut pas cru. Une série de crise, commença : on lui donna un vomitit d'eau chaude et de sulfate de zinc.

Une heure et demie. — Après avoir pris le poison, il vomit peu. Ses crises devenant plus violentes, il fut porté à l'infirmerie royale à trois heures trente, et mis dans une chambre particulière.

Voici quel était son état au moment de son entrée : le corps couvert d'une sueur visqueuse, le visage exprimant d'atroces douleurs et une grande anxiété. Le pouls rapide et dur, 110 à 120 par minute. Le plus léger mouvement dans la chambre l'impressionnait, et le plus léger attouchement du bras, du cou; de la main faisait naître un spasme violent. Son corps se pliait, les pieds et la tête formaient les extrémités d'un arc. Ses yeux étaient grand ouverts et proéminents ? tournant de côté et d'autre; les pupilles conservaient cependant leur apparence normale. Ses narines étaient tirées et dilatées; de l'écume mêlée de sang s'échappait de la bouche. La mâchoire inférieure était projetée en avant. Les bras étendus et les mains fortement crispées, cet état alarmant dura une demi-minute et fut suivi d'un calme relatif pendant lequel le malade put répondre à quelques questions. Mais la moindre élévation de la voix, un simple mouvement des couvertures faisait revenir les crises. Celles-ci reparurent toutes les dix minutes en augmentant de force jusqu'à ce que le traitement spécial employé produisit ses effets.

Le boucher, on l'a vu, s'était empoisonné un certain temps après avoir mangé. Il ne rendit qu'un liquide semblable à de l'eau et que l'on regarda comme étant l'eau donnée avant son admission à l'hôpital. Quelques temps après, un drachme de sirop de chloral, fort de dix grains au drachme, lui fut donné.

A quatre heures cinquante minutes après-midi, vingt minutes après, la dose fut renouvelée. Elle produisit peu d'effet, et à cinq heures trente, deux drachmes furent donnés, immédiatement après, une longue et forte crise eut lieu, suivie d'un état d'affaiblissement du système nerveux; respiration rapide, pouls très-vif, yeux languissants, ce phénomène indique les effets du chloral. Le malade ne répondit pas nettement aux questions, et montrant une grande anxiété au sujet de sa guérison, faisant, au sujet de la douleur qu'il ressentait, les comparaisons de son état, disant qu'« il lui semblait avoir le bas du dos désossé.» Je laissai écouler une demi-heure avant de lui donner un autre drachme de chloral; pendant ce temps il eut quatre crises, mais beaucoup moins violentes et moins graves; après l'administration de cette dose, les contractions musculaires persistaient à des intervalles différentes; ils étaient produits par l'attouchement de la peau; cependant il ne se reproduisit pas de crise longue et aiguë; 1 drachme du chloral à sept heures, à neuf heures trente. A deux heures du matin, grâce à ces doses, un léger mouvement dans la chambre n'amena plus qu'un tressaillement chez le malade.

A trois heures quinze, le malade était sans sommeil, mais sans crises : pouls 118 régulier, sueur légère. A neuf heures du matin, il s'est plaint de douleurs au-dessus de la vessie, ne pouvant uriner, quoi qu'il en eût grand besoin. Il n'avait pas uriné depuis la veille à onze heures du matin. Une sonde introduite, on retira 90 onces d'urine couleur d'ambre.

Pendant les deux jours suivants, le malade se plaignit de douleurs dans le dos « comme s'il avait été bien battu. » Il prenait, comme nourriture du lait et de la glace; quatre jours après il était complétement guéri ; « s'il voulait de nouveau mourir, disait-il, il choisirait une autre mort moins douloureuse que l'insecticide Gibson. »

Deux paquets de cet insecticide furent analysés.

Dissoutes dans de l'alcool, filtrées et évaporées à succité, les réactions de la strychnine furent donnés par le bichromate de potasse, péroxyde de manganèse et acide nitrique. Il fut prouvé que chaque paquet contenait largement deux grains de strychnine. L'on conclut de là que l'homme avait avalé quatre grains de strychnine. La guérison, après une telle dose paraissait incroyable; à mon opinion et à celle de bien d'autres, il faut l'attribuer à l'action du chloral. Il faut observer que l'homme but le poison après un déjeuner substantiel de jambon et d'œufs, etc., et qu'il était très-fort et en bonne santé, pesait 15 st. et mesurait 4 pieds 11 pouces.

L'auteur, après avoir exposé quelques expériences prouvant l'antagonisme de la strychnine et du chloral, ajoute :

Les expériences confirment amplement ce qui a été démontré: l'antagonisme qui existe entre la strychnine et le chloral chez les animaux inférieurs; il est encore plus satisfaisant de connaître que l'on peut obvier à une dose fatale de strychnine par le chloral sur les êtres humains; que l'homme mourût, cela semblait naturel; qu'il survécût, cela semble plutôt miraculeux, et doit être seulement dû aux effets du chloral, cette action doit être soigneusement considérée dans le traitement du tétanos.

(*Lancet* II, 1875.)

M. le Dr Charteris a été plus heureux sur l'homme que MM. Arnauld et Vulpiàn dans les expériences sur les chiens, qu'ils ont tous vus succomber; aussi conteste-t-il l'antagonisme du chloral et de la strychnine.

Cette observation vient donc confirmer les opinions de Liebreich et d'Oré, et permet d'aller plus loin que le fait M. Bennett dans ses conclusions (Rapport de la commission instituée par l'Association médicale anglaise pour étudier l'antagonisme entre les divers médicaments), et de prolonger la durée du temps accordée par M. Donné pour administrer le contre-poison.

DES DANGERS DU CHLORAL.

L'examen attentif des cas de tétanos traités avec succès par le chloral est un premier argument en faveur de son adoption dans la thérapeutique du tétanos, qui, suivant nous, est appelée à rendre de grands services comme médication *interne*; nous insistons sur ce point en raison des faits malheureux dernièrement signalés, consécutivement à l'emploi d'un traitement externe dont l'indication n'était pas formelle. Nous lisons dans la *Gazette chirurgicale des hôpitaux* (1er mars 1876) le fait suivant, qui relate les accidents survenus chez un tétanique à la suite d'un bain chaud.

Le malade semblait être en voie d'amélioration lorsqu'il fut pris, à la suite d'un bain chaud, d'une recrudescence de phénomènes convulsifs auxquels il succomba. C'était un de ces cas nommés à tort bénins ou chroniques, limités au trismus et à la dysphagie. M. Verneuil ne doute pas que le bain, prescrit par une inspiration malheureuse, n'ait été la cause de la mort. Pour lui, il proscrit absolument les bains dans le tétanos, dans la crainte du moindre refroidissement.

L'influence fâcheuse des traitements qui s'adressent à la plaie ou à la surface cutanée du malade étant avérée, — et nous sommes bien convaincu de l'exactitude des interprétations que nous venons de rapporter. — quelles sont les objections qu'on a faites à l'emploi du chloral et quelle est leur valeur? Si nous parvenons à démontrer qu'elles sont erronées, nous aurons démontré aussi que le chloral est le meilleur médicament à opposer aux crises du tétanos.

M. G. Thorley M.D. assistant medical officer (Leicester and Reutland Lunatic Azylum), considère le chloral comme le meilleur et le plus fidèle hypnotique qu'on puisse employer chez les aliénés, aussi en fait-il un usage général dans son service : il a des aliénés qui prennent 30 et quelquefois même 40 grains (2 grammes 6 déc.) de chloral par jour, et cela pendant des mois, des années même, puisque l'un d'eux, doué d'une belle santé et d'un appétit excellent, en prend depuis plus de deux ans.

Jamais, chez aucun de ces malades, il n'a observé les symptômes de gastro-entérite signalés par certains auteurs ; c'est tout au plus s'il a observé chez quelques-uns un léger mal de tête et une coloration blanchâtre de la langue, mais bien moins accentuée qu'après l'usage de l'opium, et, à plus forte raison, jamais un seul accident alarmant qui l'ait obligé à en suspendre l'emploi.

Mais telle n'est pas l'opinion d'un certain nombre de médecins, qui considèrent le chloral comme responsable d'accidents multiples du côté de la muqueuse de l'appareil digestif. M. Chouppe dit avoir observé aussi des troubles des facultés intellectuelles analogues à ceux qu'il signalait à la Société de biologie, en 1876, à la suite de doses minimes de chloral et au bout de deux jours seulement. M. Laborde et M. Leveu paraissent adhérer à cette manière de voir.

Quant à l'effet local, les expériences de M. Léo Testu montrent que le chloral hydraté en cristaux en perles, ainsi que la solution aqueuse, déterminent sur la muqueuse de l'estomac, chez les animaux, une irritation plus ou moins profonde qui se traduit, selon les cas, par de la congestion, des ecchymoses, des hémorrhagies et même des ulcérations et des eschares. Le sirop lui-même produirait des lésions analogues, quoique bien moins accentuées.

Ce sont là des faits auxquels on ne peut répondre que par des faits. Dans combien de cas a-t-on observé les accidents rapportés plus haut? Ce sont de simples particularités cliniques anormales assez rares pour avoir été l'objet de quelques communications intéressantes. Mais, à côté de ces faits isolés, dans quelle multitude innombrable de cas a-t-on administré le chloral, même à doses massives (14 grammes par jour), sans produire aucun accident (communication orale de M. le professeur Gosselin)? Et, d'autre part, ne voyons-nous pas les malades de M. G. Thornley continuer à vivre en parfaite santé, même après l'usage prolongé de cet agent? MM. Gosselin, Verneuil et Ballantyne rapportent des observation de malades qui ont absorbé 155, 190 et 200 grammes de chloral en quelques jours sans en être nullement incommodés.

Quant aux cas d'empoisonnement guéris comme celui de Hulke (*the Lancet*, 1874, II), de Winn (*id*), ou suivis de mort comme l'observation rapportée dans *the Lancet* (1875), au collége de l'Université de Londres, ou celle d'une femme qui prit 10 grammes de chloral en un court espace de temps, ils doivent être mis sans exception sur le compte d'imprudences graves sans les précautions essentielles qui doivent présider à l'administration de tout médicament un peu actif; aussi ne faisons-nous que les rapporter ici pour mémoire, leur examen n'ayant aucun intérêt au point de vue de la question que nous agitons.

Avons-nous besoin, pour défendre le chloral, de parler des cas de troubles nerveux plus ou moins généralisés survenus pendant son emploi. Ils résultent de son action sédative et ne peuvent guère servir aux adversaires du chloral, l'état de spasme général des tétaniques dominant la situation et faisant vivement désirer de voir de semblables accidents se produire.

Nous ne ferons que citer deux cas de paraplégie passagère (Lancet de 1873) sur lesquels le correspondant insiste n'ayant rien trouvé de semblable dans la littérature médicale d'Angleterre.

Le chloralisme que la presse de ce pays signale comme se généralisant à l'égal du morphinisme nous fournit un nouvel argument, le chloral amènerait la paralysie du pharynx et de l'œsophage, c'est vrai et c'est justement cette action que trop souvent on ne peut obtenir; cette action n'est donc pas à redouter dans le traitement d'une maladie nerveuse aiguë, puisque le choral s'élimine rapidement.

Quant à l'accusation plus grave portée en France et en Angleterre « *de la mort subite produite par le chloral* », et dont on rapporte quelques exemples dans le cours d'un traitement, ce qui est bien à distinguer des cas de mort par imprudence, nous n'en n'avons trouvé d'exemple que dans les cas de tétanos : Nous avons dit ailleurs notre opinion sur ce sujet.

Enfin, on a prétendu que le chloral même à haute dose n'agissait que momentanément et que son heureuse influence sur l'évolution morbide n'était que passagère ; ainsi traduite, cette pensée donnerait une idée bien fausse de ses effets ; le fait est exact : on a vu se produire chez certains malades, une accoutumance au chloral, mais il suffit alors quelquefois de le remplacer pendant quelques jours par un anesthésique, et lorsqu'ensuite on en reprend l'emploi, on constate qu'il a repris toute son influence salutaire ; c'est ce qui ressort de l'observation de M. Dufour de Lausanne. (Bull. Soc. de Chir. du 13 avril 1870).

Nous pouvons donc, en résumé, considérer le chloral comme seul médicament sur lequel on puisse fonder de sérieuses espérances dans le traitement du tétanos.

DE L'ADMINISTRATION DU CHLORAL.

(Nous empruntons la page suivante à la thèse inaugurale de M. le docteur Gontier) :

« Malgré sa saveur très-désagréable (certaines personnes surmontent avec peine la sensation d'âcreté qu'il produit à la gorge), le chloral est en général d'une administration commode, on a pu le donner pendant des semaines à des doses fort élevées sans voir survenir un dégoût insurmontable. C'est certainement un des plus précieux avantages du chloral de ne pas amener l'anorexie et le dégoût des aliments. C'est là sa plus grande supériorité sur la *morphine*, à laquelle il doit être préféré à bien des titres. Tandis que le sommeil de l'opium est lent à se produire, lourd, suivi d'un réveil désagréable, d'une somnolence prolongée, d'un sentiment d'apathie physique et intellectuelle, le sommeil du chloral survient rapidement, ne laisse au réveil ni somnolence, ni lourdeur d'esprit. Point de vomissements, point de constipation comme cela arrive fréquemment après l'absorption de l'opium (trop fréquemment, puisque l'on a souvent été obligé d'abandonner le traitement par l'opium).

Enfin, tandis que l'opium amène une élévation sensible de la température, le chloral la diminue notablement : fait très-important à signaler, si l'on songe que, dans le tétanos, l'élévation colossale de la température constitue un danger extrêmement redoutable et donne au clinicien une indication thérapeutique très-nette. Nous avons dit dans un chapitre précéden notre opinion sur la température dans le tétanos). Malheureusement le chloral n'a pas l'action diaphorétique de l'opium. »

Ajoutons à cela que le chloral est aujourd'hui employé dans une foule de cas pour modifier la vitalité et la sensibilité des tissus ; depuis les remarquables recherches de MM. Dujardin-Beaumetz, médecin des hôpitaux, et Hirne, interne des hôpitaux, sur les propriétés antiputrides et antifermentescibles du chloral, et sur son action thérapeutique externe, tout le monde a pu constater l'action réellement merveilleuse des solutions de chloral sur les eschares et les gangrènes qui se produisent dans les affections à forme typhoïde. Leurs résultats dans les pleurésies purulentes, dans les kystes hydatiques suppurés, sont supérieurs à tous ceux qu'on obtenait par les autres désinfectants qui souvent masquaient les résultats du mal sans en arrêter l'origine.

Plus récemment les solutions faibles de chloral ont été introduites dans la thérapeutique des femmes en couches et ont été couronnées de nombreux succès : sous leur influence les lochies perdent leur fétidité, les lésions locales produites par les manœuvres obstétricales se réparent avec rapidité. Sans connaître encore les travaux de M. Dujardin-Beaumetz, le Dr Dow (the Lancet, 1875, I,) cherchait à utiliser le chloral comme topique, dans le but de diminuer la douleur, et d'anéantir la sensibilité en diminuant d'une façon parallèle les réflexes; pour cela il emploie le choral soit en solution dans l'eau ou la glycérine soit concurremment avec une autre substance également active, comme le perchlorure de fer, le chlorure de zinc. Le soulagement produit ainsi résulte d'une action directe sur les extrémités phériphériques des nerfs.

Nous pensons donc qu'il serait peut-être utile d'introduire dans la thérapeutique du tétanos le chloral comme topique sur le point de départ des accidents, tout en maintenant nos réserves sur l'opportunité de laisser le plus longtemps possible la plaie en repos; le chloral devrait donc s'appliquer localement sur la plaie toutes les fois qu'on doit renouveler le pansement; de cette façon on pourrait, en détachant les extrémités périphériques des nerfs sensibles de la chaîne réflexe, se mettre à l'abri des excitations dont le point de départ est le lieu du traumatisme.

Nous n'avons point de faits à relater sur ce mode d'emploi, mais nous le signalons aux médecins qui auront à traiter des cas de tétanos, pour qu'ils puissent tirer parti, si les faits le permettent, d'un mode d'action qui a pour lui, à défaut de la sanction de la ratique, celle de la physiologie. qui, nous le croyons, doit en justifier l'essai.

Etant admis que le chloral est le médicament interne le plus apte à calmer ces crises tétaniques, examinons les moyens d'administration auxquels il faut donner la préférence ;

Accueillies d'abord avec un enthousiasme que

personnifiait M. le professeur Bouillaud à l'Académie des sciences, les injections intra-veineuses de chloral ne tardèrent pas à baisser beaucoup dans l'estime des chirurgiens: en Belgique, à la séance de l'Académie royale de médecine de 1874, elles trouvaient de chauds défenseurs chez MM. Deneffe et Wetter, qui produisirent 8 nouveaux cas d'anesthésie par ce moyen, total 22 anesthésies avec celles de M. Oré, pratiqués avec succès. Tel n'est pas l'avis de MM. Tillaux, Lefort, Polaillon, Gillette à Paris; et à Bordeaux, Lannelongue.

Leur avis, fondé sur la clinique, est confirmé par les Drs Tizzoni et Togliata dans une série de recherches expérimentales entreprises à l'école zooïatrique de Pise ; ceux-ci ont étudié l'anesthésie produite par les injections intra-veineuses de chloral. Leurs conclusions résument assez bien l'état actuel de la question. 1° le chloral injecté dans les veines n'est pas un véritable anesthésique, mais un puissant hypnotique; la sensibilité cutanée cesse seulement à des doses très-fortes.

2° Ce procédé d'anesthésie est très-dangereux; *a*) parce qu'on ne peut en mesurer l'action, très-variable selon les incidents, ni en arrêter les effets quand ils deviennent excessifs; *b*) parce qu'il donne lieu facilement à la phlébite, tantôt par lésion physique provenant de la canule, tantôt par action chimique provenant du chloral.

c) Parce qu'on a besoin d'injecter dans le torrent circulatoire une masse d'eau qui n'est pas indifférente (si l'on ne veut pas injecter une solution coagulante); *d*) parce qu'avec le liquide on peut encore injecter des particules solides, le médecin pouvant très-bien ne pas posséder l'outillage de M. Oré ; *e*) parce que, à dose excessive et qu'on ne peut calculer d'avance, la mort survient par arrêt du cœur en diastole forcée. Le chloral étant considéré par ces observateurs comme un poison primitif du cœur.

Outre son influence fâcheuse sur le jeu de l'appareil cardio-pulmonaire (le chloral détermine l'arrêt subit du cœur à doses peu considérables lorsque l'injection est brusque, ainsi que l'a montré M. Vulpian dans ses leçons sur l'action physiologique de cet agent), les injections intra-veineuses de chloral peuvent être justiciables de plusieurs cas de mort subite par embolie pulmonaire : nous en citerons entre autres un exemple, rapporté par M. Lannelongue :

Dans ce cas, le malade n'a pas succombé comme les tétaniques ordinaires à l'asphyxie résultant de la contracture des muscles thoraciques, mais bien aux troubles profonds et progressifs survenus dans le jeu même des poumons et du cœur, ainsi que le témoignèrent les battements irréguliers et tumultueux de cet organe, et les saccades de la respiration observées pendant la vie; ainsi que le confirme le caillot fibrineux résistant, trouvé dans le ventricule droit et dans l'artère pulmonaire, où il se divisait en deux branches de 4 c. de longueur.

La veine radiale piquée la première était remplie par un caillot noir très-résistant, adhérent par places à la paroi veineuse notablement épaissie et enflammée. Ce caillot s'étendait par les veines médiane et basilique jusqu'à l'axillaire; là, le caillot perdait sa cohésion et sa densité, qui permettait de le soulever dans une étendue de 7 à 8 centim (solution au 1/6e).

Autour de la saphène gauche, le tissu cellulaire, qui avait reçu une partie d'une 2e injection, était brunâtre, diffluent, en voie de mortification. La saphène elle-même, dont la paroi n'avait pas été en contact direct avec le chloral, présentait un caillot remontant jusqu'à la partie supérieure de la jambe.

La solution est responsable de ces accidents, car la canule n'a été laissée par M. Oré que 4 minutes dans la saphène droite et celle-ci contenait un caillot volumineux.

Nous avons donc à opposer aux deux cas de MM. Oré et Alarco les morts survenues entre les mains de MM. Oré et Denaud, Oré, Labbé, Cruveilhier, Tillaux et Lannelongue. Les injections intra-veineuses de chloral ont eu là manifestement une action nuisible.

Les injections dans le tissu cellulaire sont loin d'avoir d'aussi sérieux inconvénients : M. Polaillon vante l'injection, à cinq minutes de distance, d'une solution au dixième dans la fesse ou la cuisse ; chaque injection durant environ cinq minutes.

M. de Ranse n'admet pas ce mode de traitement, les injections faites avec cette solution ne donnant pas de résultats assez marqués, et une solution plus forte devenant dangereuse. M. de Ranse, et, après un certain nombre d'expériences, MM. Tizzoni et Togliata concluent que :

Il ne faut pas rechercher l'anesthésie au moyen des injections sous-cutanées de chloral :

(*a*) Parce qu'elles donnent lieu à des abcès gangréneux : témoin l'observation de Burney Yeo (*Lancet*, 1875) : le jeune garçon, une fois guéri, avait le corps couvert de cicatrices ;

(*b*) Parce que l'absorption se fait lentement.

Nous nous rattacherons à l'avis de ces derniers auteurs, qui repose sur l'observation de faits dans lesquels chaque piqûre a été le point de départ d'un petit abcès; nous-mêmes avons été témoin d'accidents de cette nature chez des femmes éclamptiques.

Nous nous bornerons donc à mentionner deux modes d'administration du chloral qui, presque aussi rapidement actifs que les injections intra-veineuses et sous-cutanées, donnent de meilleurs résultats: 1° parce que l'absorption étant moins rapide, on est à l'abri de tous les accidents que provoque la présence brusque d'une grande quantité de chloral dans le sang; et, en second lieu, parce qu'employées avec les précautions que nous allons indiquer, elles n'ont jamais donné lieu à aucun accident local. Nous allons d'abord examiner l'action des lavements de chloral :

Nous signalerons tout d'abord une communication de M. Polaillon sur l'emploi des lavements de chloral contre les convulsions des nouveau-nés. Les résultats qu'il a obtenus par le chloral, dans les convulsions éclamptiques, l'ont conduit à cette nouvelle application. Dans deux cas dans lesquels le sirop d'éther et les moyens ordinaires avaient été sans résultats, les lavements ont amené la guérison (0,20 chloral pour 20 gr. eau).

L'état convulsif, il est vrai, semble entraver l'absorption rectale, mais on pourrait cependant employer celle ci, comme l'ont prouvé les expériences de MM. Voisin et Liouville, contrairement à l'opinion de M. Lolliot.

Si au moment de la crise on ne peut compter sur a rapidité de son absorption, ce n'en est pas moins une voie de plus qui ne doit pas être négligée bien qu'elle soit infidèle, lorsque l'administration par la bouche est rendue impossible dans une phase convulsive.

Le chloral administré en lavements doit être employé en adoptant la formule du Dr Griffith :

Verser la solution de chloral dans un verre de lait additionné d'un jaune d'œuf. A l'intérieur, on pourrait peut-être user du même mélange ou se servir d'un lait de poule additionné de chloral si le malade pouvait le prendre ainsi.

La deuxième méthode consiste à donner le chloral en potions, dont nous donnons, en terminant, plusieurs formules; c'est le mode d'administration le plus commode dans la plupart des cas; c'est aussi le plus employé; mais on doit, autant que possible, ne pas l'administrer à jeun; on neutralise presque entièrement son action caustique par l'addition de cinq gouttes d'une solution de carbonate de soude au dixième par gramme de chloral, et en faisant absorber un liquide immédiatement avant et après le médicament, on nourrit et l'on préserve le malade.

On pourrait au besoin prendre la formule de M. Delioux de Savignac, lorsque l'on n'a plus besoin immédiatement de doses excessives :

Hydrate de chloral.	2	grammes.
Sirop d'éther ou de codéine.	30	—
Hydrolat de fleurs d'oranger.	20	—

à prendre par cuillerée, ce qui remplit l'indication habituelle du chloral; l'administrer à doses faibles et fractionnées plutôt qu'à doses massives.

CONCLUSION.

Nous avons enuméré près de quatre-vingts cas de succès dus au chloral seul ou associé à d'autres médications qui, employées seules, avaient échoué dans beaucoup de cas; nous nous croyons donc autorisé à dire que : 1° l'administration du chloral dans le tétanos doit être recommandée; 2° le chloral, dans le tétanos, offre au médecin, plus que toute autre médication, l'espérance de sauver son malade.

ESSAI DE BIBLIOGRAPHIE

POUR SERVIR

A L'HISTOIRE DU TÉTANOS

N'y sont pas comprises :

1° Les recherches anatomo-pathologiques,
2° Les observations citées dans le courant de la thèse.
3° Les auteurs classiques.

AGUT. — *Thèse Paris* 1872, tétanos traumatiq.
ALLUT. — *Thèse.* Paris.
AGUION VESEY. — *Irish hospit, gaz.*, 1 tét. 1874, p. 295, tét.
ALESSANDER, P. A. — *Quelques considérations sur le tét. à la Guyanne française. Thèse*, Montpellier, 1875.
AMBROISE PARÉ. — *Œuvres*, t. I.
ANDRAL. — *Cliniques de l'Hôtel-Dieu.*
ANNANDALE. — *Edimbourg méd. journ.* nov. 1873.
ANTHEAUME.— *Thèse. Paris*, 1811.
ASHURST. — *Pacific. med. an Surg. journ.* août 1867. 1 tétanos sur 400 blessures.
ARLOING et TRIPIER. — *Archives de Physiol.* 1870, *Gaz. méd. Paris* 1870. Pathogénie.
ARETÉE. — *Des signes, des causes et de la cure des maladies.*
ASSON.— Sopra il tetano traum. *Giornal Veneto* de *sc. méd.* 1864
AUROUSSEAU. —*Thèse. Paris* 1861, du *Chloroforme en thérapeutique*
BABINGTON. — *The Dublin Hosp. Gaz.* 1845.
BACH. — Cours de Nancy, 1875.

Bajon. — Mémoire pour servir à l'histoire de Cayenne et de la Guyane Française, Paris, 1778.

Bajon. — *Journ. de méd.*, juillet 1859.

Baker. — 2 cas tétanos traumat, *The Lancet*, 15 avr il 1876.

Band. — *Th.* Paris, an XII.

Banks. — *Irish hospital, Gaz.* August. 1874. 1 tétanos.

Barrère. — *Mémoire*, t. I.

Baudin, Lh. — *Thèse*, Strasbourg, 1827. 817.

Bauer. — Berlin, *Klinische Wochenschrift.*

Bauduin. — *Thèse.* Strasbourg, 1827.

Benevinus.

Bérard et Denonvilliers. — *Compendium de Chirurg.*

Betoli. — Tétanos transmisible de l'h. à l'h.. *Annali Universali di Medecina.* Milan 1859.

Beving. — *Th.* Strasbourg, 1834. 1060.

Biart. — *Th.* Paris, 1859.

Bierbaum. — Trismus und Tetanus den Vengebomen. *Deutsche Clinik*, 1873, n° 29.

Billard. — *Mal des nouveau-nés*, p. 689.

Billroth. — Éléments de Patholog. Chirurgie générale.

Blachez. — *Gazette hebdomadaire*, 1874.

Blain. — *Soc. Chirurg.* 10 janvier.

Bland. — Guys Hospital, série III, vol. III.

Blizard Curling. — *Abhandlungen über den Tét, (Deusche uebersetz von Moser.* Berlin 1838).

Blunt. — *British méd. journ.* 22 février 1873, *Éruption par chloral.*

Boinet. — *Soc. chirurg.*, 1870, 9 novembre.

Bonfils. — *Thèse*, Strasbourg, 1829. De tetano.

Bonnefon. — *Thèse*, Paris.

Bontius. — *Meth. medendi in Indis Orientalibus*, p. 211.

Botson. — *Thèse*, Montpellier 1850.

Bouchut. — *Gazette des hôpitaux*, 1870 et suiv.

Bouchut et Robin. — *Bulletin thérapeutique*, 30 avril 1868.

Boulai. — *Thèse*, Paris, 1860, tétanos traumatique au point de vue thérapeutique.

Boullenoc. — *Thèse*, Paris, 1818, tétanos traumatique.

Bourdy. — Société chirurgie, 10 janvier.

Bourgeois d'Etampes. — *Société chirurgie*, 17 juin.

Boyer. — *Traité des maladies chirurgicales*, t. I.

Brassier. — Rapport au Conseil de santé.

Bresson. —. *Thèse.*

Brignolle, Ph. — *Thése*, Montpellier, 1856. — Consid. sur le tét. traumtique.

Broca. — *Thèse Richelot*, *Gazette des hôpitaux*, 1870, *et passim.*

Bresson. — *Bulletin thérapeutique*, t. 77, 1869.

Brown Séquard. — *Société de chir.*, 1870.

Bryant (Thomas). — *Lancet*, novembre 1872. Éruption rubéol. courte durée, deux cas *after taking chloral.*

Budin. — *Thèse* Paris, 1872.

Burlet Phil. — Du tét. Intermittent et de la périodicité dans les névroses. *Thèse* Msntpellier 1872.

Busi (César). — Trois tétanos traum. G. *Bulletino delle scienze medische*, juillet 1872.

Butler de Claveland. — *Recueil de médecine et chirurgie militaires*, 1872. — Lobélie dans le tétanos.3 guér.

Calastri. — *Gazette médic. Lombarde*, n° 27, 1876, un tétanos.

Camboulives. — *Thèse*, Paris 1871, *Étude sur le choral.*

Cameron. — *Medical Times* 1871, t. II, p. 281, un tétanos.

Campet (Pierre). — *Traité pratique des maladies graves qui règnent dans les contrées situées sous la zone torride et dans le Midi de l'Europe.*

Cane (Léonard). — Un tétanos traité par le chloral. *Lancet*, 15 avril 1876.

Capparelli. — *Del tetano traumatico*, Bologne, 1855.

Capozzi. — Il Morgagni, 1868.

Cazavieille (T.-H.) — *Thèse*, Montpellier, 1871, Diss. méd. chir. sur le tétanos.

Cartwright. — *Lancet*, 1862, t. I, p. 352, un tétanos.

Carion. — *Thèse*, Paris, 1809.

Cederschyæld. — Tétanos puerpéral des nouveau-nés, p. 84.

Célières. — *Thèse*, Paris, 1810.

Chalmers. — Observations des médecins de Londres. — Lettre au Dr Fothergill, t. I.

Cavallaris (M.-G.) *Thèse*, Montpellier, 1873, Réflexions sur quelques traitem. du tétanos.

Chassaignac. — *Société de Chirurgie*, octobre 1859.

Chauvel. — Observations pour servir à l'étude sur l'emploi du chloral et de la morphine dans le traitement du tétanos traumatique. *Rec. méd. et chir. milit.*

Chelius. — I, 130.

CHENU. — *Statistique de la guerre d'Italie*, 1859-60, vol. II.

CHERBONNIER. — *Gazette des hôpitaux*, 1867, n° 70.

CHOUPPE. — *Société de biologie*, 22 avril 1876.

CISSEVILLE. — *Thèse*, Paris.

N.-Ch. CLARK. — *Th.*, Montpellier, 1852. *Du tétanos.*

CLEDAT DE LA VIGERIE.—*Etude sur le tét. Th.* Montpellier, 1852.

CLEGHORNET et CURRIE. — *Medical Society of London.*

COLLES (de Dublin). — On traumatic spasms, Dublin quarterly journal, february 1852.

CONOR. — *Thèse* Paris 1870, un tétanos spontané *a frigore*.

COOPER (Samuel). — *Handbuch der chirurgie, Viemar*, 1821.

CH. CORYLLOS. — Em Fall von tetanus traumaticus behandelt vint grossen Dosen von Chloralhydrat, Allgemeine Wiener medizinische Zeitung, n° 2, 1873.

COSTE (de Marseille). — *Union médicale*, 1874, p. 907. *Traitement du tétanos par le sulfate de quinine.*

COUTY. — *De l'action des anesthésiques sur l'élément musculaire et l'élément nerveux periphérique, Gaz. méd.* 1876.

COWLING. — *New-York Journal* nov. 1870. 2 cas.

CROFT. — *Lancet*, t. II.

CULLEN. — *Elém. de Méd. pratique*, t. II.

JOHN CUMINGHAM. — The British med. journal, 2 mars 1874, *Sur l'usage de la fève Calabar dans le tétanos traumatique.*

CURLING BIZARD. — A treatise on tetanus London, 1836. *Analysé dans les Archives de médecine*, 1838.

CURRIE. — Medical Reports on the effects of cold water as a remedar in fever and others diseases, 1748.

DAVID. — *Thèse* Strasbourg, 317, 1854, *Du tét. traité par le chloroforme.*

DAZILLE. — *Observations sur le tétanos*, Paris, 1788.

DEMARBAIX. — *Thèse* Strasbourg, 386, 1813.

DELARBBEIRETTE. — *Th.* Montpellier, 1830, *Essai sur le tét.*

DEMME. — *Beiträge zur path. anat. des tetanus.* Leipsick und Heidelberg, 1859.

DENTON (EDWARD). — *British medic. journ.*, avril 1870.

DESCOTTES J.-A. — *Th.* Montpellier, 1858, *Du tét. utérin pendant et après l'accouchement.*

DESGENETTES. — *Relation historique et chirurgicale de l'armée d'Orient.*

DESPRÉS. — *Gazette des Hôpitaux*, 1870, p. 203.

DESSI-CABONI. — *Sul Tetano* (*Lo sperimentale*, 1870).

DICKINSON. — *The Lancet*, 1865, t. II, p. 179.

DIEULAFOY. — *De la contagion*, 1872. *Thèse d'agrégation.*

DUPRÈ. — *Th.* Montpellier, 1856, *Du tét. traumat.*

DOW. — *Lancet*, 1875, I.

DRIANT.— *Tétanos général traité par la chloral. Travaux scientifiques envoyés au Conseil de santé des armées du 15 février au 14 avril* 1872.

DUHAMEL. — *Thèse*, Paris, 1858, *Essai sur le tét. traumat.*

DUPUYTREN.—*Leçons orales de clinique chirurgicale*, 1834, t. II,

DUTROULEAU et GONNET. — 2 Guér.

D'EGGS. — *Thèse* Strasbourg, 1831, 968, de tetano.

EHRENDORFER. — *Jahrb. f. Kinderhr*, juillet 1873.

J.-M. EWAND. — *Glascow medical Journal*, octobre 1874, p. 478. 1 tétanos.

FAUCHEUX. — *Thèse* Paris, 1815.

FINCKH.—*Ueber de Sporad schen Starrkrampf der Neugebornen, Stuttgard*, 1835.

FOOT.—*The Dublin Journal of medical science*, n° 9, sept. 1872. Tétanos a frigore.

FORGET, de Strasbourg.

O. FORSTER. — *Lancet* 1862, t. II, p. 256. 1 tét.

J.-C. FÖRSTER. — *Guy's hospital reports*, third serie, vol. 18, p. 56.

FOURNIER. — *Mémoire*, germinal an II.

FOURNIER PESÇAY. — *Dictionnaire* en 60 volumes, t. LV, 1821. *Du tétanos traumatique*, Bruxelles, 1803.

FRANÇOIS. — *Union médicale*, 71, t. XII.

FRANZOLINI. — *Giornale Venete di Scienze medische*, août 1875, Traum. guér.

SIGISMOND FREDERICH. — *Berolinæ*, 1837. thèse *De tetano traumatico.*

FOULCON-LABORIE. — *Th.*, Monpellier, 1851, *Essai sur le tét.*

FRIEDERICH. — Voir *Gaz. médic.* 1838. 75 autopsies.

FRORIEP. — *Neue Notizen*, 1837.

FURSTNER. — *Arch. f. Psych. Nerven Krankh.* 1 cas d'intoxic. par chloral. 6e vol. 1er numéro.

GAILLARD. — *Charlestown medic. journ.* 1 tét.

GALIEN. — Livre I. *Opera.*

GALLINA. — *Tre casi tet. traum.* M. 1874 *Rivista di med. di chir. e di Terap. di Milan*, 15 mars.

GAY DE LA CHARTRIE. — *Essai sur le tét, traumat, traité par la fève de Calabar*,

GÉMY L.-A. — *Th.* Montpellier, 1861, *Consid, sur le tét, traum.*
GENTY. — *Thèse* Paris 1866. Du chloral en chir. et en obstétr.
GHERINI. — *Annali Universali di Medicina* avril 1869. 1 tét.
GIBB. — *Lancet*, 1862, t. II, p. 256. 1 tét.
GILLETTE. — *Arch. méd.* janv. 1873. 2 tét.
GIMELLE. — Thèse Paris 1856. Du tét. *Journ. de méd. de Brux.* 1857.
GIRALDÈS. — *Soc. de Chir. et Leç. cliniq. sur les malad. chirurg. des enfants*, 1869, p. 802.
GIRARD Fr. — *Th.* Montpellier, 1853, *Essai sur le tét. et son trait.*
GIRCOURT. — Th. Paris.
GONTIER. — *Th.* Paris 1874, Du tét. traum., traité par l'hydr. de chloral.
GORDON STEWART. — *Lancet*, 1864, t. II. Tét.
GOSSELIN. — *Cliniq. chirurg. de la Charité*, 1873. t. I.
GRANDMANCHE. — Thèse.
GRIFFON DU BELLAY. — *Th.* Montpellier, 1856, *Essai sur le tétanos.*
GUÉRINEAU. — *Bullet. thérapeut.*, 1864, t. 67, p. 561, 1 tét.
GUICHARD. — *Th.* Paris 1872, du tét.
GUYON. — *Gaz. Hôpit.* mai 1870, 1 tét.
GUBLER. — *Du Chloral en Thérap. Journ. de pharm. et de chimie.* t. XVIII, p. 48 et 129.
GUNTZ. — *Temperatu[illegible]bachtungen am Tetanus.* (*Allg. Wiener med. zeit.*, 1862.)
GUTTMAN. — *Zur Aetiologie des Tet.* (*Arc. f. Psychiatrie* 1868).
HANSEN P.-J. — *Th.* Montpellier, 1844, *Essai sur le tét. traum.*
HAPPFNER. — *Gaz. Médic.* Strasb. 1874. *Th.* Gontier.
Handbuch der Allg. und speciel. Chirurgie.
HASPER. — *Krankheiten der Tropenländer*, Liepzig, 1831.
HASSE. —
HASTINGS. — *Tet. idiop. S' Bartholomew's hospital Reports*, 1875, vol. XI.
HAUSEN E. — *Contribut. à l'étude cliniq. du tétanos essentiel.* Dorpat, *med. Zeit.* t. V, p. 230.
HAYEM. — *Th.* Agrégation. 1872. *Des hémorr. intra-rachid.*
HEISTER. — *Journ. des connaiss. médico-chirurg.* 1848.
HELLER. *Bleistuckchen im nervus Ischradicus, Virchow's Archiv.* 1870.
HERVEY. — Juillet 1870, 1 tetanos.
HERVIEUX. — *Traité des malad. puerpér.* 1870, p. 1019.

Heurteloup. — *Précis. du tét. des adultes*, 1793, Paris.
Hevin. — Th. 1823. *Tét. traum.*
Hewit. — *Med. Times*, 1862, t. I, 1 tét.
Hillary. — *Sur les îles Barbades.*
Hodgson. — *Medical Times*, 1852. Cas de tétanos.
Hornby. — *Lancet*, 19 octobre 1873.
Huguier. — *Société chirurg.*, 13 septembre 1851.
Husband. — *Lancet* 1873, t. II; 1 tétanos.
Itard (de Vincennes). — *Union médicale*, 1875; 1 tétanos.

Jamme P. — Coup d'œil sur le tét. traum., *Th.* Montpellier, 1825.

Jarras. — *Thèse*, 1819, tétanos traumatique.

Ad. Jarish. — *Jahrb. f.Kinderheilk.* VII, 3 *heft.*

Joffroy. — *Société de Biologie*, 1870.

Johnson. — *Tétanos chloral and Calabar bean. Death*, 1875. *Med. and Surgical practice.*

Jourdaa Jos. — *Etude sur le chloral dans le tét.*, *Th.* Paris. 1874.

Jourdan. — *Thèse* Paris 1874. Chloral dans le tétanos.

Kelly. — *Medic. Press and Circular*, 1873 5 mars, 1 tétanos.

Kennedy Stiles. — *Tétanos traité par chloral et curare. Philad.*, *Med. and Surgic. Reporter*, février.

Krasnogliadow. — *Procès-verbal de Société impériale de médecine du Caucase*, 1874, nº 19. *Centralbl. f. Chirurgic.* nº 15, 1 tétanos.

Kretschy. — *Tétanos traum. amputat. Guér. Wiener med. Wochenschrift*, nº 19.

Kussmaul. — *Ueber Reumatischen tet.*, etc., *albuminuerie.* (Berlin. klinik. Wochen. 1871.)

Kucrynski F.-A. — *Th.* Montpellier, *Essai sur le tét.*

Kuzynski P. — *Th.* Montpellier, 1834, *Diss. sur le tét.*

Labbé et Budin. — *Gazette des Hôpitaux*, 1874.

Labbée. — *Archives générales de médecine*, 1873. *Société chirurgie*, 1874.

Laborde. — *Société biologie*, 22 avril 1876.

Laborie J.-D.P. — *Diss. sur le tét. traum.*, *Th.* Montpellier, 1825.

Lagardette M.-G. — *Th.* Montpellier, 1856, *Cons. sur le tét.*

Lagrange (Antoine). — *Th.* Montpellier 1831, *Essai sur le tét.*

Lafontaine A. — *Th* Montpellier, 1846, *Essai sur le tét.*

Lancereaux. — *Dictionnaire encyclopédique des Sciences médicales.* Alcoolisme.

LANGE. — *Zwei Falle von Tet.* (Berlin. Klinik. Wochen. 1870). *Forelaesninger over Rygmarvens Pathologie. Kjöbenahvn.*, 1871.

LAUGIER. — *Société chirurgie*, 1er juin.

LAURIAC. — *Thèse* Strasbourg 1860 ou 1868, vol. I.

LANOAILLE. — *Gazette hebdomadaire* 1865; 1 tétanos.

LAURENT. — *Thèse* Paris 1870. Traitement chirurgical du tétanos traumatique.

LAURENT. — *Thèse* Strasbourg, 1790.

LARDIER. — *Thèse* Paris, Du tétanos puerp. 1874.

LAROCHE. — *Journal de médecine*, 1793-1796.

LARREY. — *Mémoires de chirurgie militaire et campagnes, Cliniques*, t. I.

LATH. *Du tétanos. Revue de médecine militaire*, 1867.

LAUGIER (Fr.) — *Th.* Montpellier 1802, *Diss. sur le tét. essentiel.*

LAUGIER. — *Gazette des Hôpitaux*, juin 1870.

LAUGIER (J.-H.) — *Th.* Montpellier, 1830, *Essai sur le tét.*

LAURIAC. — *Th.* Montpellier, 1868, *Du trait. d'un cas de tét.*

LAWRIE. — *Clinical Notes. Statistics on Tet. The Glascow medic. Journal* octobre 1853 et janvier 1854.

LEACH (Harry). — *Lancet*, II, 1870, 1 tétanos.

LECLER. — *Thèse* Strasbourg 1810.

LECLERC. — *Thèse* Paris 1872.

LEDESCHAULT. — *Thèse* Paris 1815.

LEGOUEST. - *Traité de chirurgie d'armée*, 1863.

LEIGH. — *Medic. Times* 1862, 1 tétanos.

LE FORT. — *Gazette des Hôpitaux*, 1870-1874.

LENOIR. — *Th.* Strasbourg, 1834, 1053. *Tét. en général.*

LETIÉVANT. — *Traité des sections nerveuses.*

LEPELLETIER (de la Sarthe). — *Revue Médicale*, 1827.

LESAIVE. — *Thèse* Paris, 1815.

LETELLIER. — *Thèse* Paris, 1815.

LEVEN. — *Société Biologic*, 22 avril 1876.

LEYDEN. — *Beitrage zur Pathologie des Tetanus.* — *Virchow's Archiv.* 26, 1863.

LEIBREICHT.—*L'Hydrate de choral.* Traduct. Isidore Levaillant.

LIEGEARD (de Caen). — *Gazette des Hôpitaux*, 1875.

LIÉGEOIS. — *Société chirurgi*, 1871.

LIANTAUD. — *Diss. méd. chir. sur le tét. traum.*, *Th.* Montpellier, 1815.

LIND. — *Maladie des Européens dans les pays chauds.* Traduct. Th. de la Chaume, 1771.

Liouville. — *Société Biologie*, 1870.

Lissoude. — *Chloral hydraté. Thèse* Paris, 1874.

Little Ertelyn. — *Irisch Hospital Gaz.* 1874. 1 tétanos.

Lockart et Clarke. — *Lancet*, 1864, t. II; 1865, t. I.— *Medical chir. Trans.* 1865, vol. 48.

Loder.— *Journal der Chirurgie.*

Luciani. — *Analisi fisio-pathologica del Tetano* (*Rivista Chimica di Bologna*, 1868.)

Lunet (J.-J.-A.) — *Essai sur le tét., Th.* Montpellier, 1818.

Mac Auliffe. — *Tétanos traité par l'ammoniaque à haute dose.* Paris, 1866.

Macdonald. — *Edinburg. medic. journal*, 1875.

Macmurdo. — *Lancet*, 1860, t. II. 1 tétanos.

Macnamara. — *Mémoire sur le tétanos et l'hydrate de chloral.*

Magnan. — *Thèse*, Paris 1871. *Chloral hydraté.*

Manning. — *Lancet*, mai 1873.

Manderille. — *Americ. journ. of medic. sc.* oct. 1872. —*Dyplopia folloving the administrat. of the hydrate chloral.*

Martin de Pedro. — *Nuova doctrina acerca del tetano y de su curacion.* — *Union médicale*, 1869.

Martin. — *Thèse* Paris, 1816, *Tét. traum.*

Martyn. — *Tét. mort. Lancet*, 1874, t. II.

Matusinzki. — *Gazette médicale*, 1837, p. 338.

Don Martin de Pedro. — *Nueva doctrina acerca del tet. y de su curacion*, Madrid 1869.

May. — Août 1870, 2 tét.

Mayer. — *Vien. med. Wochenschrift*, 1869. 1 tét.

May-Figueyra. — *Gaz. Méd. Lisboa. Bull. thérap.* 1869.

Maziotte. — 1 tét.

Medal. — *Mémoire sur le tét. traité par le chloral*, *Soc. de Chir.* 23 déc. 1874.

Méliodon (C.-F.-R.). — *Th.* Montpellier, 1820. *Essai sur le tét.*

Meredith. — 1 tét. *Indian medic. Gaz. Calcutta*, 1874 2 *mars. Medical Press and* 1873, 5 mars *Mater Misericordiæ Hospit.* 3 tét.

Michaud. — *Arch. de Physiolog.* 1872, p. 59.

Miguel. — *Thése* Paris, *Emploi du chloral dans les opérat. chirurg.*

Mirambeau. — *Thèse* Strasbourg, 1813, 407.

De Mirbeck. — *Thèse* Strasb. 1862, *Du tét. chez l'adulte.*

Moffitt. — *On acute tetanus treated by extreme doses of alcohol.*

New South Wales Gaz. 1873.

MONTHAUBAN (P.-A.). — *Th.* Montpellier, 1845, *Essai sur le tét.*

MONTI. — *Centrablatt für die medic. Wissens.*

JAMES MORE. — 1869. vol. I, tét.

MORGAGNI. — *De sede et causis morborum.*

MORGAN. — *Lectures.*

MORRA. — *Il Morgagni* 1863.

MORRISSON. — *Medical and circular* 1873, 5 mars. 1 tét.

MULLER. — *Thêse* Strasb. an XI. 32. 1802. *Dis. sur le tet. traum.*

MURAT. — *Thèse* Paris 1816. *Tet. traum.*

MURON. — *Gaz. médic. de Paris* 1873, 26, 28, 29. *De la tempér. dans le tét.*

MURSINNA. — *Journal für die Chirurgie arzneykinde und Geburtshulfe.*

NAPIERALSKI. — *Thèse* Paris 1870. *Etude sur le chloral.*

NÉLATON. — *Elém. de Patholog. externe*, vol. I.

NÉRIS MONTDÉSIR. — Th. Paris, 1842.

OFFRET. — *Thèse* Paris, 1872. *Sur le chloral.*

ODEVAINE. — *Tét. après injection de quin.* 2 morts, *Lancet*, 12 juill. 1873.

J. W. OGLE. — *British and for. med. chir. Review* 1868.

— — *Lancet* 1870. *Case of Tét. clinical Society s Transactions*, IV. p. 8.

O' GRADY. — 2 tét. traum. *Irish Hospital Gazette*, 1873. n° 4.

OLLIVIER. — *Traité de la moelle épinière*, 1827. Observ. 118 et 119.

ONIMUS et LEGROS. — *Électricité* (traité d'), Paris, 1871.

O'SHANGUESSY. — *Mém. sur le chanvre indien.*

PANAS. — *Gaz. Hebd.* 1872, p. 426.

PARROT. — *Arch. génér. de méd.* 1872, vol. II. *Etude sur l'encéphalopathie méningée et sur le tét. de nouv.-né.*

PASQUIER. *Thèse* Paris, an XIII, *Tét. des Adultes.*

PATERSON. — *Lancet*, t. II. 1784. 2 tét. *The Glose New med. journ.* 1873.

PELISSIER ED. — *Th.* Montpellier, 1868, *Consid. sur le tét. traum.*

PELLETIER (de la Sarthe). — *Revue medic.* 1827. 2 cas.

PELTIER. — *Revue photographiq. des Hôpit.* 1871.

PERNE WHITE. — *Medic. Press. and circul.* 1873, 5 mars, 2 tét.

PÉRONNE. — Th. Paris, 1870, p. 119. *De l'alcoolisme dans ses rapports avec le traum.*

PHELPS. — *Cas de convuls. puerpér. The clinic.* août 1874.

PIERANTAU. *Contribuzione alla Pathogenesi e alla Therapia del tet. Racc. med. Forb.* 30 juin 1873.

PITRE AUBENAIS. — *Jour. de méd. et de chirurg.* 1872, vol. II.

PLUMERRL. — *Thèse* Paris, 1865. *Chlorof.; son emploi thérapeutique.*

POGGINI. — *Lo Sperimentale,* juin 1875. *Tét. traumatique guéri par le chloral.*

POMA ANGELO. — *Annales Psycholog. méd.* 1 tét.

PONTIER R. F. D. — *Essai sur le tét. Th.* Montpellier, 1812.

PORTA LUIGI. — *Della administrazione del chloralio memoria,* Milan 1870, *Extrait des Mém. de l'Institut. royal lombard* (Sc. et lettres).

POUPPE DESPORTES. — *Hist. des malad de Saint-Domingue,* t. I.

PRÉVOST. — *These* Paris, 1851, *Sur l'éthérisme.*

RAFFERTY. — *Phil. med. and Surg. Reporter,* déc. 74. 1 tét.

RAYNAL. — *Hist. philosophiq.*, t. VIII.

REYNOLDS. — *Case of tet.* (*Boston méd. and surg. journ.* 1868).

RICHET fils. — *Soc. de Biol.*; 1876.

RIDOLA. — 1 tét. *Il Morgagni Nor.* 1874. (*journ. thérap.* 25 février 75).

DE RIENZI. — *Sulla cura del Tetano. Nuova ligure med. Gênes*; avril 1873.

ROALDÈS A. P. G. — *Essai sur le tét.* 1811.

CH. ROBINSON. — *Lancet,* 1867, t. II tét.

ROBERT (Michel). — *Th.* Montpellier, 1836, *Quelques consid. sur le tét.*

ROCHÉ. — *Des accid. nerv. traum. Th.* Paris, 1861.

RŒMER. — *On Tetanus,* Saint-Louis. *med. and surgical journ.* mars 1873.

ROSE. — *Soc. des jeunes méd. de Zurich* 1874, *Corresp. Blatt. f. Schweiz œrzte* 1874 n° 17. *Sueurs bleues dans un cas de tét. chroniq.*

ROSE. — *Compendium de Pitha et Billroth.* Article Tét. p. 76 (*Erlangen,* 1870).

ROGER. — *Mal. des enfants,* t. I, 1872.

DE LA ROCHE. — *Analyse des fonct. du syst. nerv.*

ROUANET J. J. — *Diss. de tetano.* 1815, *Th.* Montpellier.

ROUGET. — *Thèse Paris* 1870. Étude sur le *Chloral.*

JULES ROUX. — *Union médic.*, 1847. — *Sur l'éthérisat. et l'amputation.*

RUPRECHT. — Ueber den Tet. Berlin 1870.

SABATIER. — *Institut de France*, vol. I, sect. des sc. mathém. *Mémoire sur le serrement convulsif des mâchoires.*

SAUSSURE. — *American journ. f. med. Sc.* 1854, 1 tétanos.

SANQUER. — Th. Paris, 1866. *Quelques mots sur le tét.*

SARGENTY. — *Gaz. med. Italiana Lombard*, 31 mai 1873.

SAUVAGE. — *Nosologia methodica, t. I.*

SCHMUCKER. — *Chirurgisch Wahrnelunengen*, 2 *band.*

SCHULE. — *Schmidt's jarbucher* 1871.

SÉDILLOT. — *Médec. opératoire.*

TH. SHINKWIN et HOBART. — 2 tétanos traum. *Fève Calabar. The irish hospital Gazette*, 1874.

SILVESTRE. — *Medizinische Versuche and Bemerkungen von Edimburg*, 1 *ter*, 1749.

SIMPSON. — *Edimburg Monthly journal of med. science.* February 1854.—*Clinique obstétricale et gynécologique.* Traduct. Chantreuil.

SIEDALGROTSKI. — *Schmidt's Jarbucher.*, 1875.

SKUE. — *Edinburg Medical Journal.* 1 tétanos.

CURTIS SMITH. — *Philadelphie medical and surgical Reporter.* 1873, sept. – Tétanos puerpéral.

SONCINI. — *Gazette médicale ital.-lomb.*, 10, *Juglio* 75. — Tétanos traum. G. Choral.

SOUBISE. — *Thèse* Paris, 1870. — *Tétanos, pathogénie, chloral.*

SPENCE. — *Lancet*, 2 janvier. — *Tétanos traum.* Fève Calabar. M.

SPENCE. — *Tétanos, amputation. Lancet*, 22 avril. Chloral.

SPITZER. — *Zur lehre des Tetanos traum. Wiener med. Wockens.* 1867.

SPRENGEL. — *Pathologie*, 3 *Band.*

STARKE. — *Comment. de tetano.*

STARR (Louis). — *Tétanos à la suite de brûlures. Mort rapide. Philad. med. Times*, fév. 1873.

STEIKEIM. — *Berlin. Klin. Wochens.*, 1875, n° 6. *Affection de l'appareil choroïdien, suite de chloral.*

STUTZ. — *Medizin. chirurg. Zeitung*, 1800.

SYMONDS (de Bristol). — *Cyclopedia of pratical med.*, vol. IV.

SWAN. — *An Essay on Tetanus.* London, 1825.

TAPRET. — *Thèse* Paris, 1874.

TAUFIN. — *Journal de médecine et de chirurgie militaires*, 1875. *Fractures comminutives de l'humérus.*

TEILLARD. — *Thèse* Paris, 1815. *Tétanos chronique.*

TERRIER. — *Société chirurgie*, 29 juillet 1875. — *Tétanos sur aigu.*

TESTU (LÉO). — *Gazette médicale*, Bordeaux, 1875-1876.

THÉOBALD (de Baltimore). — 1 G.

THION DE LA CHAUME. — Traducteur de Lind.

THOMAS. — *Zur casuistik der Starrampfes* (*Wiener med. Press*, 1867).

THORE. — *Archives générales de médecine*, 1845.

THOMPSON. — *Traum. tetanos treated by bromide of potassium. Brit. med. Journal, juin* 1873.

THORNBURN PATERSON. — *Lancet*, 1874, vol. II, 1 G. Fève Calabar.

TIZZONI et TOGLIATA. — *Revista clinica di Bologna*, 1875.

TONNEL. — *Thèse* Strasbourg, 1817, 528.

TOURTELLE. — *Éléments de médecine pratique*, t. II.

TREBOS A. H. — *Quelques mots sur le tét.*, 1835.

TROUSSEAU. — *Clinique médicale de l'Hôtel-Dieu.*

TRNKA DE KR'ZOWITZ. — *Commentarius de Tetano. Windebonœ*, 1777, in-8°.

TUEFFARD. — *Union médic.* 1874.

VALENTIN. — *Coup d'œil sur les différents modes de traiter tétanos en Amérique.* Paris, 1811, in-8°.

VANDEWALLE. — *Thèse* Strasbourg, 1829, 803.

VALSUANI ET VERGA. — *Sulli usi del chloralio, Annali uuiversali* CXCI. Genniao, 1870.

VILLAMEUR J. P. — *Th.* Montpellier, 1816, *Diss. sur le tét traum.*

VOISIN. — *Arch. méd.*, 1873.

WATON (Denis). — *Th.* Montpellie, 1826, *Essai sur le tét.*

WELLA. — *Comptes rendus de l'Ac. des Sc.*, 1859.

WELTER. — *Th.* Strasbourg, 1815. 464, *Emploi du cautère actuel dans le tét.*

WELTER — *Thèse* Strasbourg, 1815.

WICKHAM. — *Annales Médico-Psychol.*, 1876.

WINCKELL. — *Schmidt's Jahrbücher*, 1871.

WINDERHOFER. — *Un. médic.*, 1871, t. XII.

WILTSHIRE. — *On tetan after abortion. Transac. of the obstetrical society of London*, vol. XIII, 1872.

WOOD. — *Soc. roy. de méd. de Londres*, oct. 1875.

WUNDERLICH. — *Archiv der Heilkunde*, 1869 et 1861, 1862.

ZOUON L. — *Des spasmes traum. seéond. ou tét.*, *Th.* Montpellier, 1871.

Paris. — A. PARENT, imprimeur de la Faculté de Médecine, rue M.-le-Prince, 29-31.

Paris — Typ. A. Parent, imprimeur de la Faculté de Médecine, r. M.-le-Prince, 29-31

www.ingramcontent.com/pod-product-compliance
Ingram Content Group UK Ltd.
Pitfield, Milton Keynes, MK11 3LW, UK
UKHW021107260726
13994UKWH00002B/772

9 782329 164151